# 発達障害のある看護職・看護学生支援の基本と実践

編集
帝京平成大学ヒューマンケア学部看護学科教授
北川　明

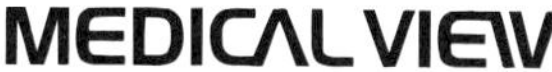

本書では，厳密な指示・副作用・投薬スケジュール等について記載されていますが，これらは変更される可能性があります。本書で言及されている薬品については，製品に添付されている製造者による情報を十分にご参照ください。

**Support for Nursing Staff and Students with Developmental Disabilities: Principles and Practice**
(ISBN978-4-7583-1808-2 C3047)

Editor: Kitagawa Akira

2020. 8. 1　1st ed.



**Medical View Co., Ltd.**
2-30 Ichigayahonmuracho, Shinjyukuku, Tokyo, 162-0845, Japan
E-mail ed @ medicalview.co.jp

# はじめに

「発達障害」という用語は，1963年にアメリカ合衆国の法律用語として誕生しました。その当時，精神薄弱者といわれていた知的障害者への包括的な支援を目指して作られた法案のなかに，「Developmental Disabilities」という用語が初めて登場します。この用語が使われ始めてから60年も経っておらず，まだまだ新しい概念であるといえるでしょう。わが国においては，2005年に発達障害者支援法が施行され，そこから発達障害の存在と支援の必要性が広く認知されるようになってきました。今では，発達障害に関するたくさんの書籍や雑誌，テレビの特集が組まれ，誰もが一度は発達障害という言葉を耳にしたことがあるのではないかと思います。しかし，発達障害かどうかは見てわかるものではなく，当事者やその家族以外にとっては，“そういう人もいるのだな”という感覚が実際のところではないでしょうか。

看護の領域においては，特別な支援を必要とする看護学生や看護師が約2.3％いるといわれています。この2.3％という割合は，非常に多くの教育機関や施設で1人以上は存在している可能性があるということです。もちろん，特別な支援を必要とする人のすべてが発達障害というわけではありませんが，発達障害のある人の含まれる割合としては決して小さくはないでしょう。我々看護師の業務は，命にかかわるものが多くあります。そうしたなかで，得意なことと不得意なことの差が大きい発達障害のある人は，皆と同じ業務を皆と同じようにすることが困難なため，患者の命を危険に晒してしまうこともあるかもしれません。こうした危険がないように，発達障害のある人は，自分を知らねばなりませんし，一緒に働いている皆さんは，支援の方法を知らねばなりません。

本書は，発達障害の基本からその対応の仕方，臨地実習を含む看護教育と看護管理，臨床場面における支援まで網羅しており，この一冊で発達障害のある看護学生と看護職への実践的な援助方法がわかるものとなっています。本書が皆様のお役に立てば幸いです。

2020年7月

北川　明

# 目次 CONTENTS

## 1章 基礎知識

## 2章 併存症

## 3章 基本対応



## 4章 実践支援

# 執筆者一覧

［編 集］

**北川　明**
帝京平成大学ヒューマンケア学部看護学科　教授

■　■　■

［執 筆］
（掲載順）

**小室葉月**
帝京平成大学ヒューマンケア学部看護学科　講師

**岸本久美子**
帝京平成大学ヒューマンケア学部看護学科　助教

**西村優紀美**
富山大学保健管理センター　准教授

**角田直枝**
茨城県立中央病院・茨城県地域がんセンター　看護局長

# 1章

# 基礎知識

発達障害のある人を支援するうえで
前提となる知識を
押さえていきましょう

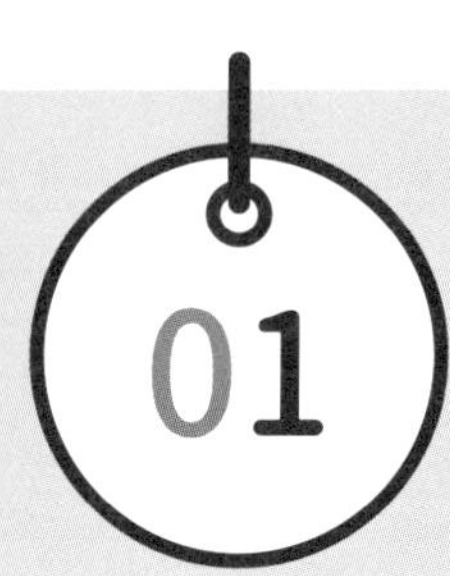

# 発達障害とは

北川　明

## 発達障害に特有の曖昧さと気づかれにくさ

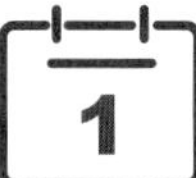

### 1 発達障害の概念とあゆみ

わが国では，2005年4月に発達障害者支援法が施行され，発達障害への理解の促進が図られてきました。発達障害者支援法は，これまで制度の谷間に置かれていて，必要な支援が届きにくい状態となっていた「発達障害」を定義し，必要な支援を届かせることを目的とした法律です。発達障害者支援法は，発達障害の早期発見，発達支援を行うことに関する国及び地方公共団体の責務，発達障害者の自立及び社会参加のための支援が明文化されています。発達障害のある人が，生涯に渡ってそれぞれのライフステージにあった適切な支援を受けられる体制を整備するとともに，この障害が広く国民全体に理解されることを目指しています。

法律の制定の影響もあってか，新聞の特集記事やテレビなどでも発達障害が取り上げられることが多くなり，社会的な関心が高まってきました。関心の高まりにあわせ，2016年には，発達障害者支援法の一部を改正する法律が施行されています。発達障害者が社会で差別されることなく生きていけるよう，切れ目のない支援を強化するために法律全般にわたっての改正が行われました。

しかしながら，未だ発達障害が正しく理解されているとはいい難いようです。2017年3月に株式会社LITALICOが，「LITALICO発達ナビ」※の会員に対して調査を行いました。発達障害当事者101名と発達障害のある子どもをもつ保護者788名から得られた回答によると，当事者の89.1%，保護者の80.7%が，発達障害に対する世間のイメージと実態とのギャップを「(とても／やや) 感じる」と回答しており，社会の側のイメージと，当事者や保護者の感じる実態との間に隔たりがあることがわかりました。また，同調査で発達障害の特性による日常生活における「困り感」について尋ねたところ，当事者の94.0%，保護者の80.7%が「(とても／やや) 困っている」と回答としており[1)]，周囲の人の理解とサポートが十分でない様子が伺えます。こうした背景には，身体障害と違い，目に見えない障害であるがゆえのわかりづらさもあるのだと思われます。

※ LITALICO発達ナビ：発達が気になる子どもの親向けポータルサイト（https://h-navi.jp/）。

## 発達障害の概念

では，発達障害とはどのような障害なのでしょうか。前述した発達障害者支援法のなかに発達障害の定義があります。発達障害は，**“自閉症，アスペルガー症候群その他の広汎性発達障害，学習障害，注意欠陥多動性障害その他これに類する脳機能の障害であってその症状が通常低年齢において発現するもの”**と定義されています[2)]。発達障害は，個別の疾患を表すのではなく，複数の障害をまとめた大きな概念になります。また，幼いころに発現する脳機能障害であり，育て方や親の愛情不足が原因ではなく，遺伝要因が強くかかわっていることがわかっています[3)]。とはいえ，すべて遺伝子だけで説明できるわけではなく，出生前の環境要因の影響も大きいといわれています[4)]。こうした発達障害に関する研究は近年活発に行われていますが，現在においても，その原因ははっきりしていませんし，発達障害の概念についても大きく揺れ動いています。

## 概念の歴史的変遷

### ≫ 診断基準の移り変わり

発達障害を含むこころの病気の診断基準として，アメリカ精神医学会が作成するDSM（Diagnostic and Statistical Manual of Mental Disorders）が多くの精神科で使われていますが，このDSMの5回の改訂のなかで，発達障害は範囲の拡大や概念の整理が行われています。発達障害（developmental disorder）という概念は，1987年のDSM改訂第3版（DSM-3-R）に初めて記述され，精神遅滞，広汎性発達障害（pervasive developmental disorder：PDD），特異的発達障害（言語障害，学習障害，協調運動障害）を内包する上位概念として定義されていました。それまで精神病カテゴリーや脳損傷に起因するとされてきた発達障害・症候群を，新たな医学的疾病概念（障害概念）へと位置付けた大きな転換といえます。しかし，1994年のDSM改訂第4版（DSM-4）では，“developmental disorder”という枠組みは利用されず，「通常，幼児期，小児期，または青年期に初めて診断される障害」というDSM-3-Rから設定されていた大枠のみが残される形になりました。そこには，精神遅滞，学習障害，運動能力障害，コミュニケーション障害，広汎性発達障害，注意欠陥および破壊的行動障害，幼児期または小児期早期の哺育，摂食障害，チック障害，排泄障害などといった多様な障害が，発症時期という共通性でまとめられていました[5)]。

### ≫ 神経発達群／神経発達障害群の枠組みが登場

そして，2013年のDSM改訂第5版（DSM-5）で初めて，「神経発達症群／神経発達障害群（neurodevelopmental disorders）という大きな枠組みが用いられ，この神経

第1章 基礎知識

発達症群の枠組みのなかに「知的能力障害群，コミュニケーション症群／コミュニケーション障害群，自閉スペクトラム症／自閉症スペクトラム障害，注意欠如・多動症／注意欠如・多動性障害，限局性学習症／限局性学習障害，運動症群／運動障害群，他の神経発達症群／他の神経発達障害群」の７つのカテゴリーが整理されることになりました。また，2000年のDSM改訂第４版（DSM-4-TR）では，自閉症障害，レット障害，小児期崩壊性障害，アスペルガー障害，特定不能の広汎性発達障害の５項目が「広汎性発達障害」として分類されていましたが，DSM-5においては，細分化されていたこれらの下位分類がすべて統合されて，自閉スペクトラム症／自閉症スペクトラム障害（autism spectrum disorder：ASD）というひとつの診断名にまとめられました。学習障害も，障害のある能力によってそれぞれ読字障害，算数障害，書字表出障害，どの特定の学習障害の基準も満たさない特定不能の学習障害に分類されていましたが，DSM-5では下位分類がなくなり，限局性学習症（specific learning disorder：SLD）として統一されています。

DSM-5において，この神経発達症群は，「この障害は典型的には発達期早期，しばしば小中学校入学前に明らかとなり，個人的，社会的，学業，または職業における機能の障害を引き起こす発達の欠陥により特徴づけられる。発達の欠陥の範囲は，学習または実行機能の制御といった非常に特異的で限られたものから，社会的技能または知能の全般的な障害まで多岐にわたる」と定義されています[6)]。

このように発達障害という概念は，研究とともに変遷してきており，今後も変わっていく可能性は高いといえるでしょう。しかし，今後どれだけ概念が変わったとしても，**多様な障害を含むものであること，生来性あるいは生後早期に生じる脳機能障害であるという部分は変わらないと思われます。**

## 2 発達障害の特徴

### 発達障害の重複

発達障害に含まれる障害の多くは，重複や合併がみられ，それらの境界は明瞭ではありません。多くの書籍やWEBサイトでは，発達障害に含まれる各障害の典型例を想定して記述されています。しかし，実際には複数にわたる障害の合併や，対人，言語，運動，注意，認知などの症状の重複は多く[7,8)]，典型例は少数です。**図1**は，厚生労働省が発達障害の理解のためにWEBサイトに掲載している発達障害の概念図です[9)]。この図をみても，自閉症や注意欠陥多動性障害，学習障害，さらには知的能力障害の重なりがあるように描かれています（この図の障害の名称は，DSM-4-TRが使用されています）。

医学的診断においてもDSM-4-TRでは，広汎性発達障害と注意欠陥・多動性障害（attention deficit hyperactivity disorder：ADHD）（DSM-5では注意欠如・多動症／注意欠如・多動性障害に改訂）の両方の診断基準に一致した場合は，広汎性発達障害の診断を優先して重複診断はしないとなっていましたが，DSM-5では『自閉症スペクトラムとADHDとの重複診断（並存する状態）』を認めるという変更がなされています。このように発達障害はさまざまな症状が重複して現れることが多いのです。

**図1** 発達障害の概念図

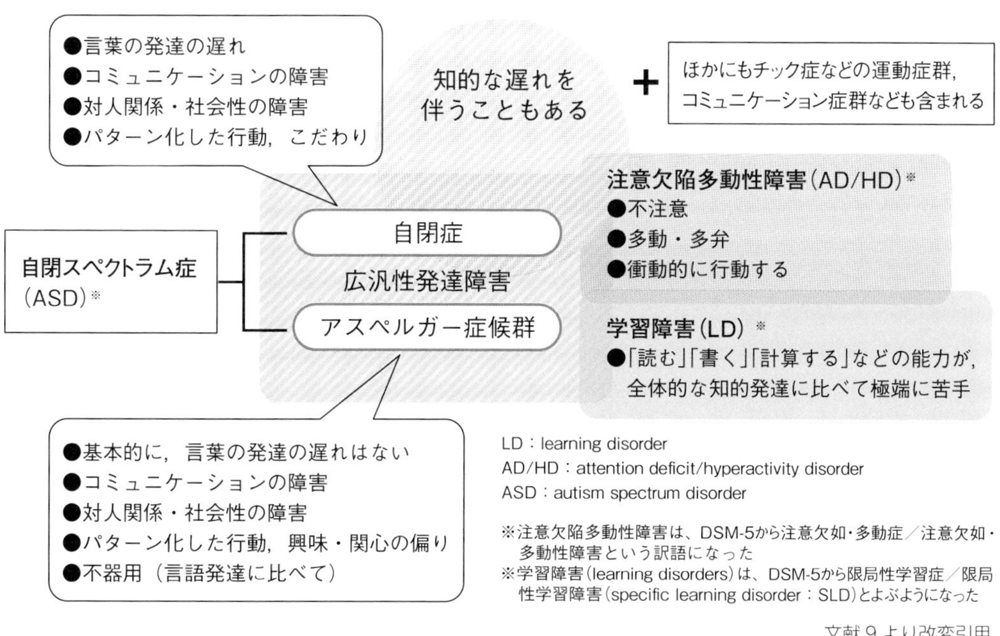


文献9より改変引用

## 境界の不明瞭さ

### ≫ 置かれている環境による“困難さ”の違い

発達障害には，“症状がある程度の閾値を超えれば，それで即診断”とはならないといった，正常と発達障害との境界の不明瞭さがあります。このことは精神障害全般にいえることなのですが，どのような症状があったとしても，社会生活や日常生活において不都合なく過ごせているのならば，診断がつかないことがあります。それはDSM-5の診断基準をみても明らかです。例えば，ASDでは「D.その症状は，**社会的，職業的，または他の重要な領域における現在の機能に臨床的に意味のある障害を引き起こしている**」とありますし，ADHDでは「D.これらの症状が，**社会的，学業的，または職業的機能を損なわせているまたはその質を低下させている**という明確な証拠がある」とあります。SLDにおいても「B.欠陥のある学業的技能は，その人の暦年齢に期待されるよりも，著明にかつ定量的に低く，学業または職業遂行能力，または日常生活活動に意味のある障害を引き起こしており，個別施行の標準化された到達尺度および総合的臨床評価で確認されている」とあり，いずれにおいても，社会，仕事，学業などで何らかの困難さが存在していなければ，診断基準は満たさないのです。こうした困難さは，その人が置かれている環境に強く影響します。例えば，個人での業務が多く色々と融通の利く職場であれば，コミュニケーションの障害があっても，問題なく社会生活を営むこともあるでしょう。その反対に，他者と協働することが非常に重要な職場であれば，社会生活に多くの困難が生じてくるでしょう。

## ❯❯ 特徴の強さによる違い

さらに，症状の現れ方の強さにも個人差があります。次項で，発達障害でよくみられる障害であるASD, ADHD, SLD, 発達性協調運動症／発達性協調運動障害（developmental coordination disorder：DCD）について説明していきますが，その診断基準に出てくるさまざまな症状は，人によって症状があるかないか違いがあるだけでなく，その特徴の強さも変わってきます。例えば，ADHDの症状のなかには，多動性というものがありますが，同じ多動性の症状があるといっても30分も座っていられない人もいれば，手遊びはしていても長時間座っていられる人もいますし，とにかくおしゃべりが止まらない人もいるでしょう。その症状の強さも人それぞれなのです。**図2**は，発達障害の症状が均一のものではなく，濃淡がある連続体であることを示したもの[10]です。発達障害の症状が濃く強く出ていれば，早期に気づかれることも多く，反対に症状が薄く弱く出ていれば，成長して仕事を始めるまで見逃されることがあります。この症状の濃淡も，正常か発達障害かの境界を不明瞭にしています。こうした境目がわからない連続体をスペクトラムといいます。

**図2 発達障害の症状の連続性**

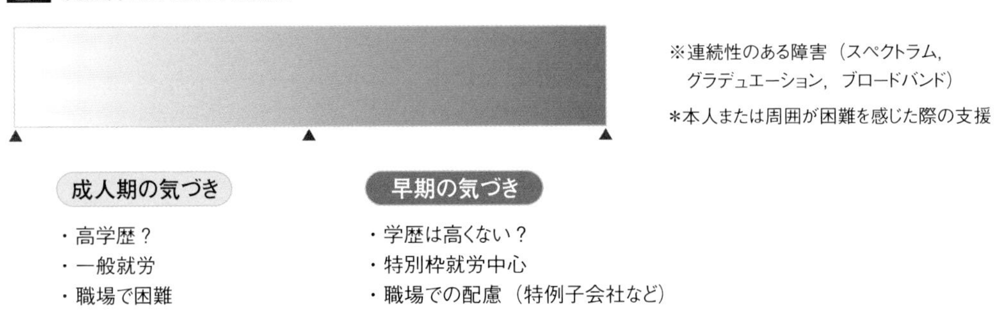


文献10より改変引用

## 発達障害の原因と治療

### 発達障害の特徴≒個性

発達障害の原因は遺伝子と環境が関与しているとはいわれているものの，その発生機序は未だはっきりしていません。また，脳機能障害であるといわれていても，脳のどの部位の障害なのかもはっきりわかっていないのです。そのため，機能障害をすっかり治してしまう薬もなければ，外科的治療法もありません。また，前述したように，発達障害には境界の曖昧さがあり，個性なのか発達障害かを区別するのは，結局のところ，その人の置かれている環境に左右されます。発達障害の特性は生まれながらの個性ともいうべきものであり，“治す”というものではないのです。そのため，症状というよりも特性とよぶほうがふさわしいと考えます。**特性であると考えると，“治す“ことがよいこととは必ずしもいえません。**アメリカの動物学者で自閉症のあるテンプル・グランディンは次のようなことをいっています。

> *“もし指をパチンと鳴らしたとたん，非自閉症になる可能性があったとしてもそうしようとは思わないのです。だって，そうなったらもう私は私自身ではなくなるからです。自閉症は私という人間の一部なのです”*

文献11より引用

### 発達障害の治療とは

それでは，発達障害における治療とはどのようなものなのでしょうか。発達障害における治療は，発達障害の特性と環境との摩擦によって起こるさまざまな問題を解決し，発達障害のある人がより生きやすくすることを意味しています。本人が抱える苦痛を軽減させるために薬を使用することもありますが，何より社会のなかでどのような工夫をし，どのような環境を作れば健やかに生活できるかを考えて，必要な支援を行っていくことが治療になります。

例えば，ADHD の特性である不注意により，課題を忘れたり，学校に遅刻したりしていつも怒られる子がいるとします。いつも怒られたり非難されたりしていると，誰でも気分が落ち込んでしまいます。この子も，怒られ続けるうちに，気分が落ち込み学校が怖くなり，登校できなくなりました。しかし，親は学校に行きなさいと言います。そのうちに，部屋からも出られなくなってしまいました。

この子の治療として何が必要でしょうか。この子には，不注意という特性があります。最近は不注意を改善させる ADHD 治療薬（p25）もありますが，まずはこの子自身に自分の特性について知ってもらうことが重要です。自分の特性を知り，さまざまな工夫や環境調整を行ったり，自分が不得意なことを他者に伝える訓練をしたりすることで，不注意による不利益が消失し，生活が改善するのであれば薬物療法は行われません。こうした自分の障害について知ることや，対人関係スキルの訓練を行うことなどを「**心理社会的治療**」といいますが，自らの特性を受け入れられるようになるために，必要不可欠なものであるといえるでしょう。もし心理社会的療法を行っても生活が十分改善しないのであれば，不注意に対する薬物療法を行い，不注意そのものの軽減をはかっていきます。

そして，不注意が改善されたとしてもここで治療は終わりではありません。失敗を繰り返し，叱責を受け続けたことで，この子の自尊心は極めて低下しているはずです。その結果，学校に行けなくなったのであれば，自尊心の回復を図ると同時に，学校のなかで失敗しない環境を作っていくことが必要です。そのためには，学校に協力してもらうことも必要でしょう。もし，うつ症状が出ているのであれば，うつに対する薬物療法を行うことも検討しなければなりません。さらに，本来なら味方になるはずの家族が追い詰めているのであれば，家族に対する教育も行っていきます。これらのことをすべて行い，この子が家庭や学校生活のなかで，自分の特性とうまく折り合いをつけ，自尊心を低下させずに過ごすことができるようになれば，治療は終わりとなるのです。

#### 治療のために必要なこと

こうした治療を行うためには，できるだけ早く発見することが必要です。早期に発見できれば，社会における振舞い方の訓練やその子にあった対処方法を考えることができます。また，家族も，「できないのは本人の責任」と考えなくなり，怒ることも減っていくでしょう。失敗することや怒られることは自尊心を低下させます。自尊心の低下はうつ病やパーソナリティ障害などさまざまな二次障害につながっていきます。そのため，早いうちから障害について理解し，自分の得意なことと不得意なことを知り，得意なことを伸ばし，不得意なことに対する対処法を工夫していくことで，自分を責めて自尊心を低下させることを防いでいくことが大切です。

## 3 発達障害における社会的状況

### 発達障害のある人の数

では，発達障害のある人はどれくらいいるのでしょうか。発達障害は複数の障害の集合ですので，全体の数をみるにはそれぞれの障害についての数を足し合わせる必要があります。発達障害全体を調査したものはありませんが，発達障害が疑われる児童生徒について全国の公立小中学校を対象に調べた調査があるので紹介したいと思います[12)]。

2012 年の 2 月から 3 月にかけて，全国（岩手，宮城，福島の 3 県を除く）の公立の小・中学校の通常学級に在籍する児童生徒 53,882 人（小学校：35,892 人，中学校：17,990 人）の状況について，担任教員に対して紙面調査が行われました。この調査の結果，知的発達に遅れはないものの『学習面または行動面で著しい困難を示す』児童生徒の割合は 6.5％でした。全体のグラフを**図 3** に示します。この調査のなかで，「学習面で著しい困難を示す」とは，「聞く」，「話す」，「読む」，「書く」，「計算する」，「推論する」の 1 つあるいは複数で著しい困難を示す場合を指し，一方，「行動面で著しい困難を示す」とは，「不注意」，「多動性—衝動性」，あるいは「対人関係やこだわりなど」について 1 つか複数で問題を著しく示す場合を指します。すなわち，学習面の著しい困難とは SLD，行動面の著しい困難とは ADHD と ASD が疑われるものと言い換えることができるのではないかと思います。30 人のクラスなら 2 人程度は，発達障害のある子がいる計算となります。この調査は，対象を通常学級に在籍する児童生徒としているため，すでに特別支援学校に在籍している発達障害児などはデータから除かれています。ただし，この 6.5％という数値は，医師の診断によるものではなく，担任教員が指導に特別の配慮が必要であるとした児童生徒であるため，必ずしも発達障害があるということではなく，ほかの精神疾患やいじめ，家庭環境など何らかの理由によって学習困難が生じていることもありえます。

しかし，2016 年のアメリカの調査によると，ADHD と診断されたことのある子どもは 2 歳～ 17 歳までの間で 9.4％にあたる 610 万人いると推定されるとの報告もあり[13]，日本の 6.5％という数値の信憑性は高いのかもしれません。

**図3** 通常の学級に在籍する発達障害の可能性のある特別な教育的支援を必要とする児童生徒の割合

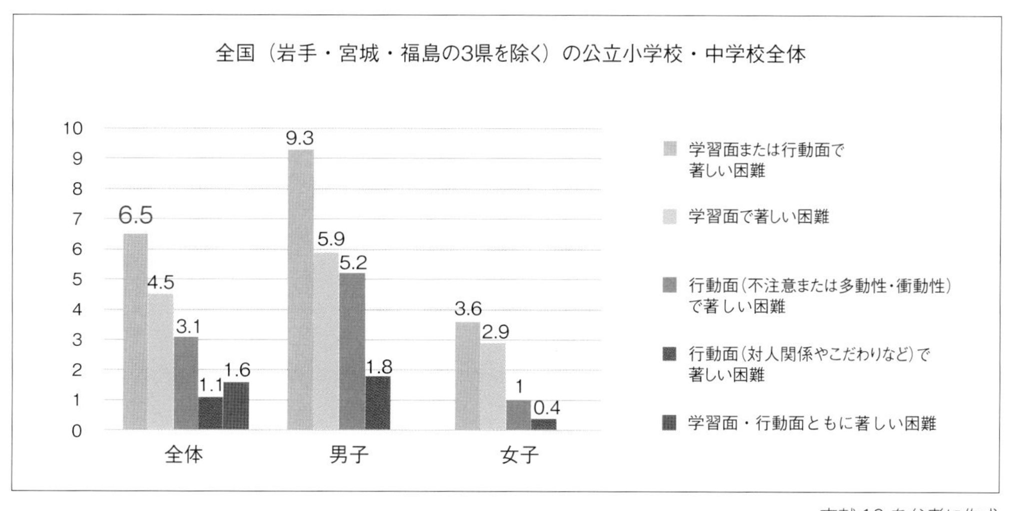


文献 12 を参考に作成

# 大人の発達障害・グレーゾーン

## 幼少期に気づかれにくい理由

最近では，大学生や社会人になってから診断されたり，発達障害の特性で社会生活に適応が難しかったりする大人の発達障害が話題になっています。「大人の発達障害」に厳密な定義はありませんが，一般的には大人になってから発覚する発達障害のことを指す場合が多いようです。当然，大人の発達障害といっても，成人期になってから急に発達障害の特性が発現するわけではありません。幼少期から発達障害の特性はもっていても，知的水準が高く言葉の発達に遅れがないタイプや，定型発達と発達障害のボーダーラインにいるようなグレーゾーンの場合，「ちょっと変わっている」と思われる程度で，幼少期には発達障害の特性に気づかれにくいのです。その理由として２つのことが考えられます。

まず１つ目は，学校に通っている期間は，評価の中心が学校の成績になることがあります。勉強ができて成績がよければ，先生や友人たちとの会話で違和感があっても，友達がおらずいつも１人で行動していたとしても，何らかの問題行動がない限りは見過ごされてしまうでしょう。もう１つの理由としては，障害を隠すような行動をとることができるからです。相手の考えていることや気持ちがよくわかっていない場合でも，周りを観察すればどのような行動を取れば変だといわれないかは学ぶことができます。ただ，この表面上を取り繕うような学習の仕方は，自己の内的な世界との乖離が大きいため，非常にストレスが大きいといわれています。ほかにも，学習面で著しい困難があったとしても，保護者の理解がない場合や，家庭環境に問題がある場合も，受診することなく，本人は自らが発達障害であるとは気づかずに社会に出ていくことになります。

## 学生と社会人での社会的要求の違い

社会人になると，勉強がいかにできるかよりも，上司や同僚，お客さんや取引相手など多くの人とコミュニケーションを取り，良好な関係を築きながら仕事を遂行していくということが求められます。また，さまざまな状況の変化に対する臨機応変な対応が必要です。こうした社会的要求により，今まで目立っていなかった発達障害の特性が浮き彫りとなり，仕事上のつまずきとして自らの特性に気づいていくのです。ほかにも，仕事での失敗を繰り返し職場で孤立していくなかで，抑うつ状態になって受診したら発達障害があることがわかったということもあります。なかには，発達障害に思い至らず，仕事を転々とし，最後は引きこもり状態になる人もいるといわれています。

文献


1）LITALICO. “PRESSROOM：発達障害の当事者・発達障害児の保護者へ意識調査を実施 過半数の当事者・保護者が「発達障害」に対する社会の理解は「進んでいない」と回答”，2017．http://litalico.co.jp/news/10999（2017/08/03 参照）．

2）総務省行政管理局：発達障害者支援法, 2016. http://law.e-gov.go.jp/htmldata/H16/H16HO167.html,（2017/08/03 参照）．

3）Sandin S, et al: The familial risk of autism. Jama, 311(17): 1770-1777, 2014.

4）Hallmayer J, et al: Genetic heritability and shared environmental factors among twin pairs with autism. Archives of general psychiatry, 68(11): 1095-1102, 2011.

5）日本精神神経学会（日本語版用語監修），髙橋三郎ほか訳：DSM-IV-TR 精神疾患の診断・統計マニュアル，医学書院，東京，2003，p869.

6）日本精神神経学会（日本語版用語監修），髙橋三郎ほか訳：DSM-5 精神疾患の診断・統計マニュアル，医学書院，東京，2014，p932.

7）Gillberg C: Deficits in attention, motor control, and perception: a brief review. Archives of disease in childhood, 88(10): 904-910, 2003.

8）Dorothy B, et al: Exploring the borderlands of autistic disorder and specific language impairment: a study using standardised diagnostic instruments. Journal of Child Psychology and Psychiatry, 43(7): 917-929, 2002.

9）厚生労働省：“政策レポート「発達障害の理解のために」”．https://www.mhlw.go.jp/seisaku/17.html

10）市川宏伸：発達障害の「本当の理解」とは，金子書房，東京，2014，p7.

11）テンプル・グランディン：自閉症の才能開発 - 自閉症と才能をつなぐ環，学習研究社，東京，1997，p17.

12）文部科学省：通常の学級に在籍する発達障害の可能性のある特別な教育的支援を必要とする児童生徒に関する調査結果について，2012. https://www.mext.go.jp/a_menu/shotou/tokubetu/material/1328729.htm,（2020/03/23 参照）．

13）Melissa LD, et al: Prevalence of parent-reported ADHD diagnosis and associated treatment among US children and adolescents, 2016. Journal of Clinical Child & Adolescent Psychology, 47(2): 199-212. 2018.

# 発達障害の分類と基礎

北川　明

## 診断基準からわかる本質と看護での置きかえ

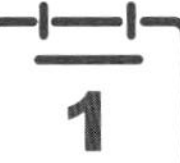

## ASD（自閉スペクトラム症）の基礎

### ASD の概念

ASD（自閉スペクトラム症）の概念が出てくる前は，早期幼児自閉症，小児自閉症，カナー型自閉症，高機能自閉症，非定型自閉症，特定不能の広汎性発達障害，小児崩壊性障害，アスペルガー症候群といったさまざまな障害が別のものであると定義づけられていました。例えば，カナー型自閉症は，知的障害を合併し，言葉の発達の遅れ，コミュニケーションの障害，対人関係・社会性の障害，パターン化した行動，こだわりを特徴とする障害です。アスペルガー症候群は，知的障害と言葉の発達の遅れがなく，コミュニケーションの障害，対人関係・社会性の障害，パターン化した行動，こだわりを特徴とする障害です。両者の最も大きな違いは，知的障害と言葉の発達ですが，それを除いたほかの特徴は非常に似通っています。イギリスの精神科医であるローナ・ウィングは，この自閉症とアスペルガー症候群を区別することに臨床的有用性も科学的妥当性もないと考え，両者を同じ特性をもつ連続体（スペクトラム）として捉え，ASD の概念を提唱しました。

ウィングらの定義によると，ASD とは，社会性，コミュニケーション，イマジネーション（想像力）の３領域に質的な違いが発達期から存在する障害であると特徴づけられます（ウィングの３つ組）[1)]。さまざまな研究の結果，今まで区別していた障害群は明確に区別できるものではなく連続的であることがわかってきたため，ASD の概念は広く受け入れられるようになりました。そして，DSM-5 の改訂で，ASD は早期幼児自閉症，小児自閉症，カナー型自閉症，高機能自閉症，非定型自閉症，特定不能の広汎性発達障害，小児崩壊性障害，アスペルガー症候群とよばれていた障害を包括した，下位分類のない単数形の診断概念となったのです。

## 診断基準からよみとくASD

**表1**はDSM-5におけるASDの診断基準です[2)]。ASDの特徴を表しているAとBのカテゴリーについて上から順に説明していきます。

**表1** ASDの診断基準（DSM-5）

| |
|---|
| **A. 複数の状況で社会的コミュニケーションおよび対人的相互反応における持続的な欠陥があり，現時点または病歴によって，以下により明らかになる（以下の例は一例であり，網羅したものではない）。** |
| （1）相互の対人的・情緒的関係の欠落で，例えば，対人的に異常な近づき方や通常の会話のやりとりのできないことといったものから，興味，情動，または感情を共有することの少なさ，社会的相互反応を開始したり応じたりすることができないことに及ぶ。<br>（2）対人的相互反応で非言語コミュニケーション行動を用いることの欠陥，例えば，まとまりの悪い言語的・非言語的コミュニケーションから，視線を合わせることと身振りの異常，または身振りの理解やその使用の欠陥，顔の表情や非言語的コミュニケーションの完全な欠陥に及ぶ。<br>（3）人間関係を発展させ，維持し，それを理解することの欠陥で，例えば，様々な社会的状況に合った行動に調整することの困難さから，想像上の遊びを他人と一緒にしたり友人を作ることの困難さ，または仲間に対する興味の欠如に及ぶ。 |
| **B. 行動，興味，または活動の限定された反復的な様式で，現在または病歴によって，以下の少なくとも2つにより明らかになる（以下の例は一例であり，網羅したものではない）** |
| （1）常同的または反復的な身体の運動，物の使用，または会話（例：おもちゃを一列に並べたり物を叩いたりするなどの単調な常同運動，反響言語，独特な言い回し）。<br>（2）同一性への固執，習慣へのかたくななこだわり，または言語的・非言語的な儀式的行動様式（例：小さな変化に対する極度の苦痛，移行することの困難さ，柔軟性に欠ける思考様式，儀式のようなあいさつの習慣，毎日同じ道順をたどったり，同じ食物を食べたりすることへの要求）<br>（3）強度または対象において異常なほど，きわめて限定され執着する興味（例：一般的ではない対象への強い愛着または没頭，過度に限定・固執した興味）<br>（4）感覚刺激に対する過敏さまたは鈍感さ，または環境の感覚的側面に対する並外れた興味（例：痛みや体温に無関心のように見える，特定の音，感覚に逆の反応をする，対象を過度に嗅いだり触れたりする，光または動きを見ることに熱中する） |
| **C. 症状は発達早期に存在していなければならない（しかし社会的要求が能力の限界を超えるまで症状は明らかにならないかもしれないし，その後の生活で学んだ対応の仕方によって隠されている場合もある）。** |
| **D. その症状は，社会的，職業的，または他の重要な領域における現在の機能に臨床的に意味のある障害を引き起こしている。** |
| **E. これらの障害は，知的能力障害（知的発達症）または全般的発達遅延ではうまく説明できない。知的能力障害と自閉スペクトラム症はしばしば同時に起こり，自閉スペクトラム症と知的能力障害の併存の診断を下すためには，社会的コミュニケーションが全般的な発達の水準から期待されるものより下回っていなければならない。** |

日本精神神経学会（日本語版用語監修），髙橋三郎・大野 裕（監訳）：DSM-5 精神疾患の診断・統計マニュアル. p49-50，医学書院，2014. より転載

## ❯❯ 診断基準A

まず，診断基準Aの領域は社会的コミュニケーション障害のカテゴリーになります。ウィングの3つ組における，「社会性」，「コミュニケーション」の質的障害を規定するカテゴリーです。

### ▶（1）相互の対人的・情緒的関係の欠落

これは，他者と考えや感情を共有する能力に障害があるということです。一言でいうならば他者に対する共感性の欠如といえます。例えば，我々が他者と言葉を交わすとき，相手の心情を推察しながら言葉を選んでいきます。しかし，他者への共感性や考えへの理解が低い，または欠落しているならば，その言葉はしばしば一方的になるでしょうし，言ってはいけないことであっても口に出してしまうでしょう。“空気が読めない”というのは，ASD特性のある人がよくいわれることですが，それは他者に対する共感性が不足していると起こりやすくなります。看護師であれば，患者の心情を理解したり，同僚の医師や看護師と協調してお互いにフォローしたりし合いながら看護をしていく必要があります。しかし，相互の対人的・情緒的関係の欠落があると，相手の気持ちがわからず余計なことを言ってしまうことや，テレビドラマや映画を見ていても登場人物の意図がわからず面白さがわからないといったことがあります（**場面1**）。

**場面1**

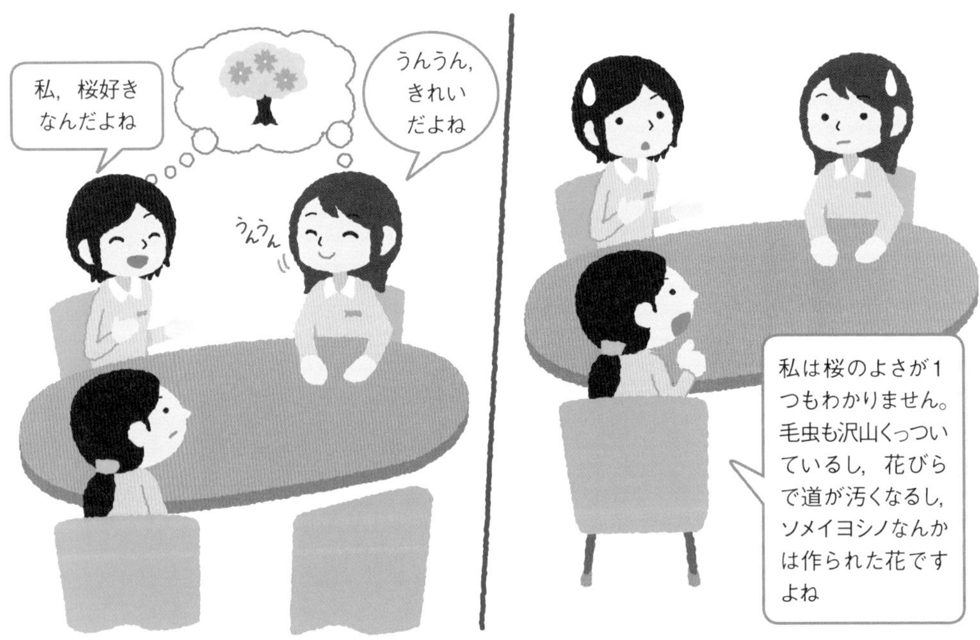


### ▶（2）対人的相互反応で非言語コミュニケーション行動を用いることの欠陥

これは，文字通り非言語的なコミュニケーションのとり方が不適切ということです。視線を合わせること，身振り，体の向き，さらに会話の抑揚などが欠如，または減少しています。看護師は，患者と会話しているとき，目を見たりうなずいたり笑顔になったりと，そのときの状況に合わせて非言語的なコミュニケーションを駆使しています。しかし，非言語コミュニケーション行動を用いることの欠陥があると，患者の目を見て話さない，上司から注意されていても体の向きが違う方を向いているなど，会話をしていても本当にきちんと向き合ってくれているのかわからなくなることがあります（**場面 2**）。



**場面2**

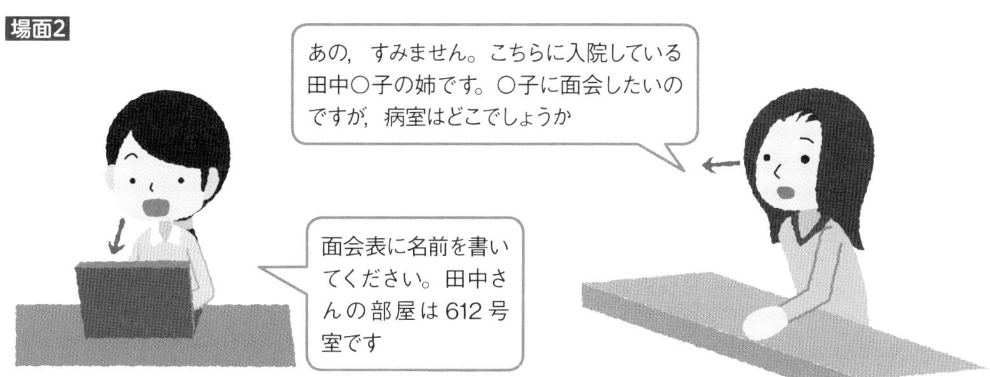


### ▶（3）人間関係を発展させ，維持し，それを理解することの欠陥

これは，社会的関心への欠如と社会的状況の理解の障害といえるでしょう。社会的関心への欠如はしばしば自分の興味あることだけを１人で黙々とするというような単独行動に現れます。社会的状況の理解の障害は，簡単にいうならば，その場の状況を読み年齢や立場に応じた行動を取ることの障害です。例えば，接客業であればお客さんにタメ口をきくことはありませんし，仕事で上司を叱責したりすることもないでしょう。親切にしてもらえばお礼を言いますし，多少でも失敗があれば謝罪します。このように社会的状況に合わせた行動を取ることが人間関係を発展させ維持することにつながっていくのですが，ASD特性のある人は状況を読むということが困難であるため，人間関係を作っていくことが苦手です。友達付き合いというものもよくわからず，趣味の情報を一方的に伝えるだけの関係になったりすることもあります。さらには，前後の文脈も理解できないため，言葉をそのままの言葉通り受け取ってしまうということがあり，社交辞令がわからなかったり，比喩表現や冗談がわからなかったりすることが多いのです（**場面 3**）。そのほかに，「患者さ

**場面3**

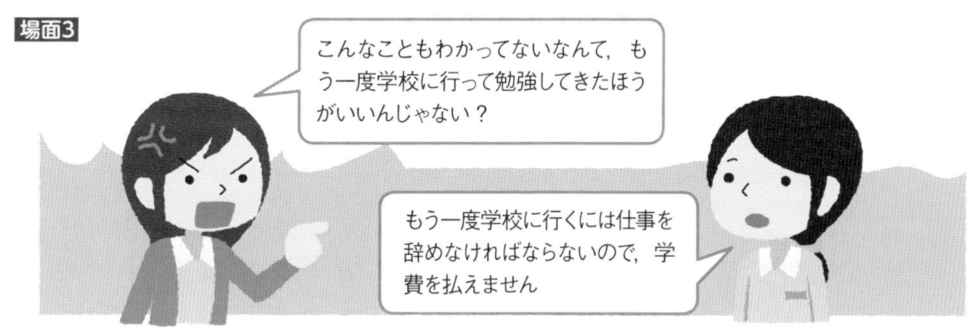

んみていてね」と新人看護師に言って離れたら，その新人看護師は患者の点滴アラームが鳴っても何もせずに患者を見続けていたということもあります。

## 診断基準 B

診断基準 B は行動や思考の強いこだわりのカテゴリーです。このカテゴリーは，２つ以上当てはまれば ASD としての診断基準に含まれる条件を満たすことになります。

### ▶（1）常同的または反復的な身体の運動，物の使用，または会話

これは，自分の行動を抑制できない子どものころや知的障害を伴う場合によくみられます。ずっと手をブラブラさせたり身体をゆすり続けたりなどの常同行為のことです。知的障害がない場合は，大人になるにつれて公共の場での反復的な行動を抑制することを学びます。その場合は，子どものころにあったかどうかで診断をつけることもあります。ASD でみられるものとしては，頭をぐるぐる回したり，手を叩いたりなどがあります。ほかにも，ドアや窓，引き出し，鍵などを何度も確認するということや手洗いを過度に続けることもあるため，強迫性障害と間違われることがあります。

### ▶（2）同一性への固執，習慣へのかたくななこだわり，または言語的・非言語的な儀式的行動様式

これは，大人の ASD でも非常によくみられる特徴です。例えば，特定のものだけを食べたり飲んだりすることを強く好んだり，乗り物ではいつも同じ場所に座らないと気が済まないといったことがみられます。どれだけ効率が悪くても一度覚えたやり方でやらないと気が済まないこと，どんな相手でどんな場面であっても自己紹介するときには名前だけではなく好きな食べ物を続けて言うことなど，一度定着したものを変えることが困難になります。すなわち，学校で習ったことを現場で適応させたり，さまざまな出来事に臨機応変に対応したりすることが困難ということです。看護師は患者の状況に合わせて，とっさに対応しなければならないこともありますし，患者の状態は日々変わっていくため毎日同じ業務ということはありません。同一性への固執という特性が強く出ている ASD 特性のある人は，看護師の業務が非常に困難になることがあります。

### ▶（3）強度または対象において異常なほど，きわめて限定され執着する興味

これは，１つのことに没頭するということです。例えば，掃除機が大好きで，今までに発売されたすべての掃除機とメーカーの名前を何百と覚えているなどということもあります。同じ音楽を聴き続けたり，何かを始めると終わるまで次のことに移れなかったりもします。興味をもったものをとことん極めようとするので，研究者やシステム・エンジニアとして成功している人もいます。

### ▶（4）感覚刺激に対する過敏さまたは鈍感さ，または環境の感覚的側面に対する並外れた興味

これは，身体感覚の異常があったり，何かを触ったり見ることに固執するということです。この感覚異常でよくあるのは，聴覚の過敏です。遠くの小さな物音でも大きく聞こえることもありますし，突然の大きな音が苦痛と感じることもあります。ほかにも，「選択的

注意」がうまく働かない人もいます。選択的注意とは，多数の情報から自分に必要な情報を抜き出す機能のことで，例えば，会話がたくさん飛び交う騒がしい場所でも，話している相手の声は意識することで聞き取れることがこれに当たります。この選択的注意ができない状況で，騒がしい環境のなかにいると，すべての音を拾ってしまい，必要な情報や相手の声に集中することができません。看護の例であれば，呼吸音と心音や周りの音が混ざってしまい呼吸音だけ聴診することが難しかったり，創の状態を観察する際に，ライトがまぶしいと創部も真っ白に見えたりします。ほかにも，ちょっと触られただけでも痛みを感じたり，特定のにおいがとても苦手で，石鹸のにおいに苦痛を感じたりすることもあります。反対にひどく鈍感な場合もあり，怪我をしていても痛がらなかったり，寒さや暑さを感じずに服装が気温に合っていなかったりすることがあります。このような鈍感さがあると，自分の疲労感がわからず，突然倒れてしまったりすることもあります。



### ❯❯ 診断基準 C，D，E

ここにさらに診断基準の C，D，E が当てはまった場合に ASD と診断がつきます。ほかにも，発達障害のある人はワーキングメモリ機能の不全やアンバランスさがあるといわれており[3)]，同時に何かを行うようなマルチタスクに困難があります。同じくワーキングメモリ機能の問題として，現在行っていることを中断されると，元の作業にもどれないという特性もあります。看護師の仕事は，複数の患者を受け持つような多重課題が中心ですので，ASD 特性があると看護師の仕事はなかなか馴染めないことが多いです。

### ❯❯ ASD の 3 タイプと診断のもつ意味

これまで述べてきた特性すべてに強く当てはまる場合もあれば，一部しか当てはまらない場合もあります。それぞれの特徴の現れ方もスペクトラムとして，１人として同じ人はいないのです。さらに，ウィングは，ASD には３つのタイプ（型）があると述べています[4)]。１つ目は**孤立型**で，他者に対して無関心であり，親愛の感情を示さないタイプです。２つ目は**受動型**で，人とのかかわりを受け入れることはできますが，自分からは他者とのかかわりを求めません。従順で人に従うタイプです。３つ目は**積極−奇異型**で，自分から積極的に他者にかかわろうとしますが，そのかかわり方は一方的で，相手の状況を無視するタイプです。

このように，同じ ASD であっても特性の強さも違えば，振る舞い方もさまざまです。よって，発達障害のある人と接するときは，**診断を気にしすぎるのではなく，その人をみるという視点が大事**になってきます。

## ASDの実態

### ASD特性のある人の割合

ASD特性のある人はどれくらいの割合で存在するのでしょうか。DSM-5には人口の1%で，子どもと成人で差がないとあります[5)]。2006年に行われたイギリスの調査では，9〜10歳児の1.16%がASDと診断されています[6)]。わが国で2012年に行われた調査では，5歳児の有病率は4.48%とあり[7)]，先行研究でも1〜5%ほどの間での報告が多いようです。男女比をみてみると前述のイギリスの調査[6)]では，3.3：1と報告されており，日本での調査でも3：1と男性のほうが多いと報告されています[7)]。

### 自閉症の誤解

かつて，ASDの由来としての自閉症の原因は「母親の愛情不足」，「親の不適切な養育」といわれていたことがありました。この背景には，初めて自閉症の概念を提唱したアメリカの精神科医であるレオ・カナーが11症例についての記述のなかで，親の養育態度が知的で冷たいと触れていること[8)]が1つの要因になったと考えられています。後にカナーは，養育態度が自閉症の原因ではないと明確に否定しているのですが，20年あまりは親の養育により自閉症は起こると考えられていました。その結果，発達障害児の親は厳しい偏見の目に晒されてきました。非常に不幸な時代であったと思います。発達障害は親の責任でも本人の責任でもありません。発達障害とは，得意なことと不得意なこととの差が大きい個性なのです。

# 2 ADHD（注意欠如・多動症）の基礎

## ADHDの概念

ADHD（注意欠如・多動症）についての初めての学術的記述は，1902年までさかのぼります。それ以前にも不注意や多動の子どもについて記述されたものはありましたが，1902年にジョージ・フレデリック・スティルが攻撃的で反抗的になりやすい43名の子どもについての講義記録を初めて論文として報告しました。この報告では，ADHDの特性は道徳的統制の欠如と抑制意志の欠陥といわれていました[9)]。その後，1917～18年に脳炎が大流行した後に，不注意，多動性，衝動性を示す子どもたちが認められ，「脳炎後行動障害」としてとらえられるようになりました。この延長線上で，「脳損傷児（brain-injured child」の概念が提唱されるようになりましたが，脳損傷が証明できないため，損傷という言葉を使うのはやめようと，微細脳損傷（minimal brain damage：MBD）から微細脳機能障害（minimal brain dysfunction：MBD）へと名称が変わっていきました。ADHDは比較的早い段階から，脳機能障害であると考えられていたわけです[10)]。

1960年代になると，症状に着目して，このような子どもを多動児（hyperkinetic child）とよぶことが多くなり，DSM改訂第2版（DSM-2）に精神医学的診断のための概念として「児童期の多動性反応障害（hyperkinetic reaction of childhood disorder)」が記載されました。1970年代には，多動に加えて，注意の持続や衝動のコントロールも重視されるようになり，DSM-3で「注意欠陥障害（attention deficit disorder)」という概念になります。その後，不注意，多動性，衝動性が主症状として確立して，注意欠如・多動性障害／注意欠如・多動症（attention-deficit/hyperactivity disorder：ADHD）という概念になったのです。ADHDはDSM-5で新たに作られた神経発達症群／神経発達障害群（neurodevelopmental disorders）に含まれる発達障害として明確に位置づけられました。それまでは，破壊的行動障害の下位群に位置づけられていました。そして，DSM-5において，日本語の訳として「注意欠陥」としていたのを「注意欠如」と言い換えるようになっています。

## 診断基準からよみとくADHD

**表2**はADHDの診断基準です[11)]。ADHDの特徴は，集中力が続かず注意力が散漫な「不注意」と落ち着きがなく行動をコントロールできない「多動性」，衝動を止めることができない「衝動性」です。診断基準のA，B，Cを上から順に説明していきます。

**表2** ADHDの診断基準

**A. (1) および/または (2) によって特徴づけられる，不注意および/または多動性一衝動性の持続的な様式で，機能または発達の妨げとなっているもの**

（1）不注意：以下の症状のうち６つ（またはそれ以上）が少なくとも６カ月持続したことがあり，その程度は発達の水準に不相応で，社会的および学業的/職業的活動に直接，悪影響を及ぼすほどである

注：それらの症状は，単なる反抗的行動，挑戦，敵意の表れではなく，課題や指示を理解できないことでもない。青年期後期および成人（17歳以上）では，少なくとも５つ以上の症状が必要である。

(a) 学業，仕事，または他の活動中に，しばしば綿密に注意することができない，または不注意な間違いをする（例：細部を見過ごしたり，見逃してしまう，作業が不正確である）

(b) 課題または遊びの活動中に，しばしば注意を持続することが困難である（例：講義，会話，または長時間の読書に集中し続けることが難しい）

(c) 直接話しかけられたときに，しばしば聞いていないように見える（例：明らかな注意を逸らすものがない状況でさえ，心がどこか他所にあるように見える）

(d) しばしば指示に従えず，学業，用事，または職場での義務をやり遂げることができない（例：課題を始めるがすぐに集中できなくなる，また容易に脱線する）

(e) 課題や活動を順序立てることがしばしば困難である（例：一連の課題を遂行することが難しい，資料や持ち物を整理しておくことが難しい，作業が乱雑でまとまりがない，時間の管理が苦手，締め切りを守れない）

(f) 精神的努力の持続を要する課題（例：学業や宿題，青年期後期および成人では報告書の作成，書類に漏れなく記入すること，長い文書を見直すこと）に従事することをしばしば避ける，嫌う，またはいやいや行う

(g) 課題や活動に必要なもの（例：学校教材，鉛筆，本，道具，財布，鍵，書類，眼鏡，携帯電話）をしばしばなくしてしまう

(h) しばしば外的な刺激（青年期後期および成人では，無関係な考えも含まれる）によってすぐ気が散ってしまう

(i) しばしば日々の活動（例：用事を足すこと，お使いをすること，青年期後期および成人では，電話を折り返しかけること，お金の支払い，会合の約束を守ること）で忘れっぽい

（2）多動性および衝動性：以下の症状のうち６つ（またはそれ以上）が少なくとも６カ月持続したことがあり，その程度は発達の水準に不相応で，社会的および学業的/職業的活動に直接，悪影響を及ぼすほどである

注：それらの症状は，単なる反抗的行動，挑戦，敵意の表れではなく，課題や指示を理解できないことでもない。青年期後期および成人（17歳以上）では，少なくとも５つ以上の症状が必要である。

(a) しばしば手足をそわそわと動かしたりトントン叩いたりする。またはいすの上でもじもじする。

(b) 席についていることが求められる場面でしばしば席を離れる（例：教室，職場，その他の作業場所で，またはそこにとどまることを要求される他の場面で，自分の場所を離れる）。

(c) 不適切な状況でしばしば走り回ったり高い所へ登ったりする（注：青年または成人では，落ち着かない感じのみに限られるかもしれない）。

(d) 静かに遊んだり余暇活動につくことがしばしばできない。

(e) しばしば「じっとしていない」，またはまるで「エンジンで動かされるように」行動する（例：レストランや会議に長時間とどまることができないかまたは不快に感じる；他の人達には，落ち着かないとか，一緒にいることが困難と感じられるかもしれない）。

(f) しばしばしゃべりすぎる。

(g) しばしば質問を終わる前にだし抜けに答え始めてしまう（例：他の人達の言葉の続きを言ってしまう；会話で自分の番を待つことができない）。

(h) しばしば自分の順番を待つことが困難である（例：列に並んでいるとき）。

(i) しばしば他人を妨害し，邪魔する（例：会話，ゲーム，または活動に干渉する；相手に聞かずにまたは許可を得ずに他人の物を使い始めるかもしれない；青年または成人では，他人のしていることに口出ししたり，横取りすることがあるかもしれない）。

| | |
|---|---|
| B. | 不注意または多動性—衝動性の症状のうちいくつかが 12 歳になる前から存在していた。 |
| C. | 不注意または多動性—衝動性の症状のうちいくつかが２つ以上の状況（例：家庭，学校，職場；友人や親戚といるとき；その他の活動中）において存在する。 |
| D. | これらの症状が，社会的，学業的または職業的機能を損なわせているまたはその質を低下させているという明確な証拠がある。 |

日本精神神経学会（日本語版用語監修），髙橋三郎・大野 裕（監訳）：DSM-5 精神疾患の診断・統計マニュアル．p58-59，医学書院，2014．より転載



## 診断基準A

まず，A の領域は，ADHD の症状を示す部分になります。（１）および／または（２）とあるように，（１）の不注意，（２）の多動性および衝動性の症状のどちらか一方だけでも ADHD と診断されます。すなわち，ADHD には，不注意優位型（不注意タイプ），多動性—衝動性優位型，不注意＋多動性および衝動性が混じった混合型（混合型）の３種類あるということです。

### （１）不注意の症状

（a）～（i）まで細かな例がありますが，内容としては，注意や集中を継続することの困難といえるでしょう。注意や集中を継続することが難しいと，さまざまな問題が生じます。例えば，注意が散漫になれば仕事の抜けや事故が起こりやすくなるでしょう。長時間に渡って集中が必要なことがあると，ほかのことを考え始めてしまったり，途中で寝てしまったりすることもあります。話をしている最中にも，相手の話を集中して聞いていられないということがあります。ほかにも，１つのことをずっと記憶に留めておくことが苦手なために，約束を忘れてしまったり，遅刻をしたり，物をなくしてしまったり，何をやるべきなのかわからなくなってしまって順序立てて仕事が行えなかったり，仕事が完成させられなかったりもします。こうした症状が６つ以上，17 歳以上であれば５つ以上６カ月にわたり持続していることが，ADHD と診断される条件の１つとなります。

このような不注意の症状があっても，自分が興味をもった特定の事柄に対しては，寝食を忘れるくらいに集中することがあります。これを過集中といいます。過集中の状態は，集中力が過剰で高い能力を発揮することが多々あります。しかし，過ぎた集中という言葉の通り，寝食を忘れて日常生活に支障をきたすことや，集中が切れた後に虚脱状態になってしまうこと，特定のものへの依存性が高まりやすいことなどが問題となります。ADHD の不注意とは，単純に集中が続かない障害というよりも，集中のコントロール障害といえるのかもしれません。

この不注意の特性は，看護師として働くうえで，非常に不利に働きます。看護師の業務は，薬剤の投与など患者の命にかかわることが多くあります。不注意の特性があると，輸液準備におけるミスや投与忘れなどが起こりやすくなります（**場面 4**）。

**場面4**

山田さん，さっきお願いした患者さんの採血やってくれた？
あっ！忘れてました！検温してたら忘れてしまいました…
またなの？昨日も同じようなことあったよね
アハハハ…

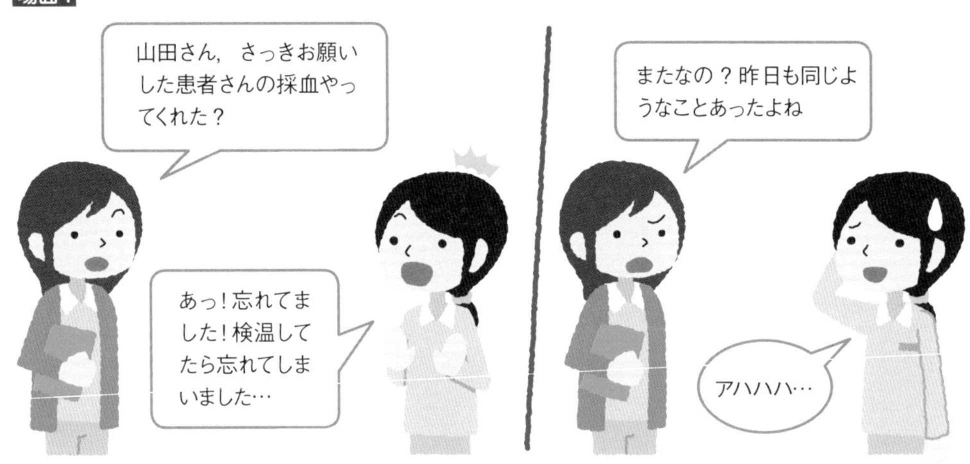

こうした不注意の問題は，ADHD の特性によるものだけではなく，睡眠障害によって引き起こされることもあります。眠気が強ければ，誰であっても不注意になったり，集中を継続したりするのは困難になるでしょう。ADHD はさまざまな併存症が報告されていますが，睡眠障害も合併しやすいといわれています [12,13]。成人期で ADHD 特性がある 126 人を対象とした調査によると，約 85％が日中の過度の眠気または睡眠の質の悪さを報告したという結果もあります [14]。この論文によると，不注意特性の強い不注意優位型の女性が，一番眠気が強いといわれています。ADHD 特性のある人になぜこれほど睡眠障害が合併するのかは，未だわかっていません。一方，後述する ADHD 治療薬には，ドーパミンやノルアドレナリンを活発にする作用がありますが，このドーパミンやノルアドレナリンは覚醒にもかかわっています。そこから考えると，ADHD 特性のある人は，ドーパミンやノルアドレナリンの働きが低下して注意力が低下するだけでなく，覚醒の維持もうまくいかないために眠気がでるのではないかとも考えられます。発達障害の研究は，まだ歴史が浅く，これからさまざまな研究により明らかになっていくと思われます。いずれにせよ，不注意症状があるときには，それは ADHD の特性によるものか，睡眠障害によるものか，どちらの要因もあるのかは，よくみていく必要があります。

### ▶（2）多動性および衝動性

こちらも，（a）～（i）まで細かな例があります。多動性とは，その名の通り，じっとしていられずに落ち着きなく動くことを意味しています。子どものころであれば，授業中にもかかわらず座っていられずに席を立ったり，手遊びや隣の席の子とおしゃべりを止められなかったりなどの行動が該当します。成人になると，多動性はコントロールできるようになり，目立たなくなります。しかし，コントロールできたとしても，じっとしていることに対する苦手意識はありますので，会議などじっとしていなければならない状況は嫌います。そのため，自ら動き回らねばならない多忙な仕事を選んだり，会議などではトントンと机をたたいたり貧乏揺すりをしたりして対処するようになります。

衝動性は，先のことを考えず自分に害があるかもしれなくても性急に行動することを指します。車が来るのを確認せずに道に飛び出したり，思い通りにならないとイライラして大声を出したりすることもあります。この衝動性も成長するにしたがい若干おさまっていきます。小児期では感情を爆発させ暴力的であったものが，成人期では爆発まではなくイライラで抑えられるようになります。しかし，完全に衝動性がなくなるというわけではなく，運転中に無茶な追い越しをしたり，過度の飲酒を繰り返したり，仕事を衝動的に辞めたりなどの行動がみられることもあります。看護の例だと，患者の話が終わるのを待てず，十分に聞き終えないうちに話し始めるというようなことがあります（**場面 5**）。

**場面5**

頭痛が…
それは薬の副作用ですね。少し寝てたら落ち着くと思いますよ

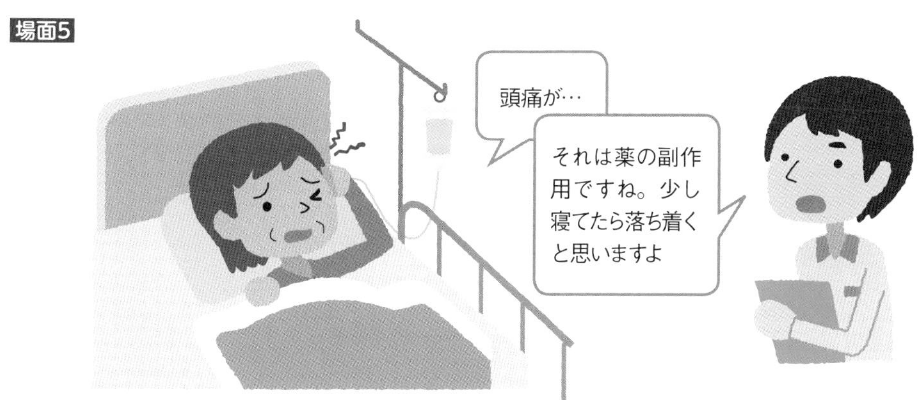

一般的には低年齢であるほど有病率が高く，多動性—衝動性優位型もしくは混合型が多数を占めますが，成長するに従って多動性は少し治まっていきますので，思春期以降は不注意優位型の割合が大きくなっていきます。このように ADHD は年代によって症状の現れ方が変わっていきます。**表 3**（次頁）は，年代ごとの症状をまとめたものです [15)]。

**表3** 年代によるADHD症状の現れかた

| | 不注意 | 多動性 | 衝動性 | その他 |
|---|---|---|---|---|
| 幼児期 | この年代で不注意が注目されることはほとんどない。事物への関心という点ではむしろ好奇心の旺盛な活発な幼児という印象を大人に与えるかもしれない。 | じっとしていることが苦手で，動き回る傾向が強いが，この年代では周囲の子どもも活動性が高い傾向にあり，多動性が注目されることはまだあまり多くない。 | いきなり母親の手を振り切って駆け出す，遊具や遊びの順番を待てない，邪魔な他児を突き飛ばす，他児の所有物をいきなり取り上げるなどの行動が目立つと，問題として注目される可能性が高い。 | 人なつこさが目立つ。衝動性や多動性は養育者の虐待的対応を誘発するかもしれない。すでにかんしゃくや犯行を中心とする外在化障害や分離不安を中心とする内在化障害が現れるかもしれない。 |
| 小学生年代 | 連絡帳やノートを取れない，忘れ物が多い，よそ見が多い，ケアレスミスが多い，宿題をしない，提出物を出さないなどの特徴が目立つことがある。 | 授業中に立ち歩いたり，他児に大声ではなしかけたりする。いつも多弁で騒々しい。いつも体をもじもじと，あるいはそわそわと動かしている。むやみに走り回り，興味のおもむくままに乱暴に物を取り扱う。 | 軽はずみで唐突な行動が多い。ルールの逸脱が多い。順番を待てない。教師の質問へ指される前に答えてしまう。他児にちょっかいを出し，トラブルが多い。道路へ突然飛び出したりする。 | 激しい反抗や他者への攻撃行動などの外在化障害，あるいは分離不安や抑うつなどの内在化障害が前景に出た学校不適応や，受動攻撃的な不従順さを伴う不登校が現れる。 |
| 中高生年代 | ケアレスミスが多い。忘れ物・なくし物が多い。約束を忘れる，整理整頓が苦手。授業中や会話の際にうわの空にみえる。作業に集中せず脱線が多い。時間管理が苦手で大切な課題も後回しにする。 | 授業中の離席は減っても，体をもじもじと，あるいはそわそわと動かして落ち着きがない。じっとしていることを求められる場が苦手で避けようとする。 | 軽はずみな行動やルールの逸脱が生じやすい。相手の話を最後まで聞けず，途中で発言してしまう。感情的になってキレやすい，順番を待たねばならない環境を避ける（例えば長い列に並ぶこと）。 | 反抗的になりやすい。非行集団への接近が生じうる。自信がなく，気分の落ち込みが生じやすい。受動攻撃性が高まり不登校・ひきこもりが生じやすい。ネット依存・ゲーム依存のリスクが高い。 |
| 青年期以降 | 基本的に中高生年代の現れ方と同じであるが，そうした自分の特性に違和感をもっていることが多い。 | 体をもじもじと，あるいはそわそわと動かしていて落ち着きがない。会議のようなじっとしていることを求められる場を避けたり，必要以上に席を立ったりする。会議などで落ち着かない気持ちを強く感じる。 | 軽はずみな行動やルールの逸脱が生じやすい。順番を待たねばならない環境を避ける（長い列に並ぶなど）。相手の話を最後まで聞けず，途中で発言してしまう。感情的になりやすくトラブルが多い。 | 自信がなく，批判に弱く，抑うつ的になりやすい。ネット依存，ギャンブル依存のリスクが高く，ひきこもりに発展しやすい。反社会性が強まるケースもある。パーソナリティ障害の特性が強まるケースもある。 |

齊藤万比古編：注意欠如・多動症―ADHD―診断ガイドライン　第4版，じほう，東京，2016，p8. より転載

## ≫ 診断基準B，C，D

こうした，不注意や多動性―衝動性は，通常の人々にも広くみられる症状であるため，症状が今あるというだけでは不十分です。そのため，診断基準Bの12歳以前にも症状があったということや，診断基準Cの2つ以上の状況（例：家庭，学校，職場；友人や親戚といるとき；そのほかの活動中）において存在するという基準が大事になってきます。これらの条件すべてに当てはまっていても，診断基準Dのこれらの症状が，社会的，学業的または職業的機能を損なわせている，またはその質を低下させているという明確な証

拠がなければ，ADHD とは診断されません。

## ADHD の実態

### ADHD 特性のある人の割合

ADHD の有病率は，DSM-5 には，子ども約 5%，成人 2.5%と記されています[16]。先述（p9）のアメリカの調査では，2 歳～ 17 歳で 9.4%と推定されています[17]。ADHD は年代により有病率が変わると考えられ，子どもにおいては 5 ～ 10%とみてよいでしょう。ADHD は成長に伴って改善することが多いと考えられていました。しかし，成人までに，ADHD 症状の数が基準以下となる者が約 60% であるのに対して，機能障害がなくなる者は約 10% と低率であることが明らかになっています[18]。特性はなくなるわけではなく，それぞれの学習の結果，症状が目立たなくなってきていると考えられます。

男女比をみてみると，2.3：1 で男子のほうが多いと報告されています[17]。かつてわが国で行われた調査によると[19]，学童期の ADHD の男女比率は 8：1 と男児が圧倒的に多かったとあります。成人期においては，多動性，衝動性の寛解によって不注意優位型が増えるため，その結果，女性の比率が向上するといわれています[20]。

### 薬物療法の有用性

アメリカの大規模調査によって，ADHD の症状の改善には薬物療法が非常に効果的なことが明らかになっています[21]。その有効率は，70 ～ 80%ともいわれており，不注意，多動性―衝動性の改善が認められます。しかし，ADHD の症状は，薬を飲んでも完全になくすことはできません。ADHD の症状を自覚してそれを克服する手段を自ら身に付けていくことが治療の最終的な目標です。薬を含めた ADHD 治療は，今ある症状を和らげ日常生活を送りやすくするために実施されます。

ADHD の原因は解明されていませんが，脳内（特に前頭葉）の情報伝達に異常があると考えられています。脳内伝達物質のノルアドレナリンやドーパミン量が低下したり，脳内の情報伝達を司るシナプスがうまく働かなかったりすることが原因の 1 つではないかといわれています。ADHD 治療薬は，このノルアドレナリンやドーパミンの量を調節したり，作用を増強させたりして，脳内の情報伝達を改善することを目指したものです。2020 年 3 月現在，わが国において認可されている ADHD 治療薬は 4 つあります（**表 4**）。かつてコンサータ®と同じ成分のリタリン®について，不適切な流通や乱用者の存在が問題になりました。そのため，コンサータ®については流通規制が行われています。資格のある医師しか処方できず，調剤できる薬局も限られています。2019 年 12 月よりコンサータ®の流通規制が強化され，患者登録も開始されています。

**表4** 日本で認可されているADHD治療薬（2020年3月現在）

| | コンサータ® | ストラテラ® | インチュニブ® | ビバンセ® |
|---|---|---|---|---|
| 一般名 | メチルフェニデート | アトモキセチン | グアンファシン | リスデキサンフェタミン |
| 発売年 | 2007年 | 2009年 | 2017年 | 2019年 |
| 種類 | 中枢刺激薬 | 非中枢刺激薬 | 非中枢刺激薬 | 中枢刺激薬 |
| 主な作用 | トーパミン・ノルアドレナリンの再取り込み阻害 | ノルアドレナリンの再取り込み阻害 | アドレナリンα2A受容体の刺激 | トーパミン・ノルアドレナリンの再取り込み阻害，遊離促進 |
| 適応年齢 | 6歳以上 | 6歳以上 | 6歳以上 | 6〜18歳 |
| 効果の持続時間 | およそ12時間 | 終日 | 終日 | およそ12時間 |
| 副作用 | 食欲不振・不眠・体重減少 | 頭痛・食欲減退・眠気 | 傾眠・血圧低下・頭痛 | 食欲不振・不眠・頭痛 |

# 3 SLD（限局性学習症）の基礎

## SLDの概念

学習障害（learning disability：LD）の概念は，1962年にアメリカの教育学者であるサミュエル・アレクサンダー・カークが教育的な概念として提唱したものです[22)]。当時は，学習のつまずきや多動などの行動特徴をもつ児童は，微細脳機能障害（minimal brain dysfunction：MBD）として，注意欠如・多動性障害や学習障害などがまとめられた概念が使用されていました。現代でいう学習障害に近い概念が公になったのは1980年代に入ってからといわれています。

### ≫ 2つの定義がある「学習障害」

わが国で用いられる学習障害の定義には大きく分けて2つあります。1つは文部科学省が定義した教育用語としてのLD（learning disabilities）であり，もう1つはDSMおよびICD-10に基づく医学用語としてのLD（learning disorder）です。ICD-10とは，異なる国や地域から，異なる時点で集計された死亡や疾病のデータの体系的な記録，分析，解釈および比較を行うため，世界保健機関憲章に基づき，世界保健機関（WHO）が作成した分類で，「疾病及び関連保健問題の国際統計分類（International Statistical Classification of Diseases and Related Health Problems）」の10回目の改訂版を指します。疾病の分類を行うため，診断基準が定められています。文部科学省は学習障害を次のように定義しています[23)]。

> 学習障害とは，基本的には全般的な知的発達に遅れはないが，聞く，話す，読む，書く，計算する又は推論する能力のうち特定のものの習得と使用に著しい困難を示すさまざまな状態を指すものである。学習障害は，その原因として，中枢神経系に何らかの機能障害があると推定されるが，視覚障害，聴覚障害，知的障害，情緒障害などの障害や，環境的な要因が直接の原因となるものではない。

この定義は，教育の観点から児の示す広い範囲の学習能力に着目したものとなっています。医学的概念としては「読み」，「書き」，「算数」の3領域に限定した障害として定義されており，聞いたり話したりという部分は含まれていません。

DSM-4-TRでは学習障害（learning disorders）という診断名が採用されており，障害されている能力によってそれぞれ読字障害，算数障害，書字表出障害，さらにどの基準も満たさない特定不能の学習障害に分類されていました。しかし，DSM-5ではこれらの下位分類がなくなり，限局性学習症／限局性学習障害（specific learning disorder：SLD）として統一されました。限局性という言葉が示すように，全体的には理解力などに遅れはないにもかかわらず，「読み」，「書き」，「算数」など特定の課題の学習に大きな困難がある状態のことを指します。下位分類はなくなったものの，読字の障害を伴うもの，書字表出の障害を伴うもの，算数の障害を伴うものが該当する場合には，それぞれ特定するようにと記載されています。また，DSM-5では「失読症：ディスレクシア（dyslexia）」を読字障害，「失算症：ディスカリキュア（dyscalculia）」を算数障害の代替用語であると明記されています[24)]。なお，書字表出障害は，「書字障害；ディスグラフィア（dysgraphia）」ともよばれます。ディスレクシアは，学習障害の概念よりも古くから報告されており，1896年イギリスのウィリアム・プリングル・モーガンによって症例報告が行われています。この報告は読字と書字に限定されたものでした[25)]。

SLDは，単に「国語の成績が悪い」，「数学の問題が難しい」という障害ではありません。さまざまな認知能力，「聞いたことや見たものを処理する能力」の欠如や不足が，結果として「読み」，「書き」，「算数」の苦手さとして現われたものです。学習の困難さは子供のころから始まりますが，年齢によって求められる水準が違うため，年を重ね，要求される水準が上がるまで明らかにならないこともあります。

## SLDの医学的診断

医学的診断としてのSLDは，対象となる学業スキルとして（1）読字，（2）文章理解，

（3）書字，（4）文章記述，（5）数の操作，（6）数学的推論が含まれています。これらの症状のうち，最もよく知られており，研究が進んでいるのが読字障害です。文字の読みの障害があると結果的に書字の障害も呈するため，「発達性読み書き障害」とも称されます。読み書き障害の背景には，根底には音韻処理困難があり，表記された文字とその読み（音）の対応が自動化しにくく，それを司る脳機能の発達が未熟であるとされています。そのため，正確あるいは流暢な単語認識が困難になり，文字記号の音声化が稚拙になるといった特徴がみられます。ここで留意しておきたいことがあります。読字障害の子どもは文字が読めないと表現されることが多いのですが，これは誤りです。正しくは，**読むのが極端に遅い，よく間違える**というものです。1文字を読むのに時間がかかり，間違えることもあるといった状態では，読むだけで疲れてしまって，意味を把握する段階まで至りません。そのため，読書に対する拒否感が生じてしまうことになります。結果，語彙や知識が不足して，さらに読むことが困難になっていきます。

### ≫ 書字表出障害

書字表出障害は，読字障害と同じく，音韻処理に問題がある場合も発生します。多くの場合は，読字障害と併発します。さらに，文字の形を認識したりする視覚情報処理の問題が原因の場合もあります。英語圏などで使用されるアルファベットは比較的シンプルな文字の形をしていますが，漢字のように複雑な形の文字では細部まで再現するのが難しいのです。「読み」は問題なく，「書き」のみに困難が生じる場合，原因は視覚情報処理の問題に関連している可能性があると考えられています。

### ≫ 算数障害

算数障害は臨床診断の困難さや障害定義の不一致などもあって十分解明されているとはいえません。算数が多くの認知的処理を要する複雑な作業であることや，さまざまな神経基盤の関与が指摘されていることも病因・病態の特定を難しくしています。近年，算数障害の中核をなす認知障害として指摘されているのが「数量の処理障害」です[26)]。算数障害のある子どもは2つの数量を比較して大小や多少を判断することが苦手です。多数の物を一見しておよその個数を把握することが難しく，例えば100個程度の物を見て10,000と答えることがあります。数字を見ても表す量をイメージできず，計算をしても量の変化として掴みにくいことが算数障害の中核にあると考えられています。

## 診断基準からよみとくSLD

**表5**はSLDの診断基準です[27)]。上から順に解説していさます。

**表5** SLDの診断基準

| |
|---|
| **A. 学習や学業的技能の使用に困難があり，その困難を対象とした介入が提供されているにもかかわらず，以下の症状の少なくとも 1 つが存在し，少なくとも 6 カ月間持続していることで明らかになる。**<br>（1）不的確または速度が遅く，努力を要する読字（例：単語を間違ってまたゆっくりとためらいがちに音読する，しばしば言葉を当てずっぽうに言う，言葉を発音することの困難さをもつ）<br>（2）読んでいるものの意味を理解することの困難さ（例：文章を正確に読む場合があるが，読んでいるもののつながり，関係，意味するもの，またはより深い意味を理解していないかもしれない）<br>（3）綴字の困難さ（例：母音や子因を付け加えたり，入れ忘れたり，置き換えたりするかもしれない）<br>（4）書字表出の困難さ（例：文章の中で複数の文法または句読点の間違いをする，段落のまとめ方が下手，思考の書字表出に明確さがない）<br>（5）数字の概念，数値，または計算を習得することの困難さ（例：数字，その大小，および関係の理解に乏しい，1 桁の足し算を行うのに同級生がやるように数字的事実を思い浮かべるのではなく指を折って数える，算術計算の途中で迷ってしまい方法を変更するかもしれない）<br>（6）数学的推論の困難さ（例：定量的問題を解くために，数学的概念，数学的事実，または数学的方法を適用することが非常に困難である） |
| **B. 欠陥のある学業的技能は，その人の暦年齢に期待されるよりも，著明にかつ定量的に低く，学業または職業遂行能力，または日常生活活動に意味のある障害を引き起こしており，個別施行の標準化された到達尺度および総合的な臨床評価で確認されている。17歳以上の人においては，確認された学習困難の経歴は標準化された評価の代わりにしてよいかもしれない。** |
| **C. 学習困難は学齢期に始まるが，欠陥のある学業的技能に対する要求が，その人の限られた能力を超えるまでは完全には明らかにはならないかもしれない（例：時間制限のある試験，厳しい締め切り期間内に長く複雑な報告書を読んだり書いたりすること，過度に重い学業的負荷）。** |
| **D. 学習困難は知的能力障害群，非矯正視力または聴力，他の精神または神経疾患，心理社会的逆境，学業的指導に用いる言語の習熟度不足，または不適切な教育的指導によってはうまく説明されない。** |

日本精神神経学会（日本語版用語監修），髙橋三郎・大野 裕（監訳）：DSM-5 精神疾患の診断・統計マニュアル．p65-66，医学書院，2014. より転載

## 診断基準 A

診断基準 A のカテゴリーは，学業における困難さを確認するための項目です。その困難さは6カ月継続している一過性ではないもので，介入を行っても困難さが改善されないことが条件です。（1）～（6）はそれぞれ，（1）読字，（2）文章理解，（3）書字，（4）文章記述，（5）数の操作，（6）数学的推論に対応しています。（1）と（2）は読字障害，（3）と（4）は書字表出障害，（5）と（6）は算数障害に該当します。それぞれの内容は，診断基準に例示されていますが，もう少し詳しくみてみましょう。

（1）読字と（3）書字に関して，国立成育医療研究センターが読字障害と書字表出障害の初期症状としてまとめたものがあります（**表 6**）[28]。これらの症状があることで，字を読むことが嫌になり，字を読むことを避けようとするという行動も現れてきます。（2）

**表6** 失読症（ディスレクシア）の初期症状

| | |
|---|---|
| 読字障害 | 幼児期には文字に興味がないし，覚えようとしない |
| | 文字を一つひとつ拾って読む（逐次読み） |
| | 語あるいは文節の途中で区切ってしまう |
| | 読んでいるところを確認するように指で押さえながら読む |
| | 文字間や行間を狭くするとさらに読みにくくなる |
| | 初期には音読よりも黙読が苦手である |
| | 一度，音読して内容理解ができると２回目の読みは比較的スムーズになる |
| | 文末などは適当に自分で変えて読んでしまう |
| | 本を読んでいるとすぐに疲れる（易疲労性） |
| 書字表出障害 | 促音(「がっこう」の「っ」)，撥音(「とんでもない」の「ん」)，二重母音(「おかあさん」の「かあ」)など特殊音節の誤りが多い |
| | 「わ」と「は」，「お」と「を」のように耳で聞くと同じ音（オン）の表記に誤りが多い |
| | 「め」と「ぬ」，「わ」と「ね」，「雷」と「雪」のように形態的に似ている文字の誤りが多い |
| | 画数の多い漢字に誤りが多い |

文献 28 より引用

文章理解と（4）文章記述については，ワーキングメモリ機能の弱さによって，文章自体を読めたとしても論理的思考が難しく意味がつかめないこと，思考を整理して論理的な文章を書けないことが該当します。看護業務に関することでいえば，多いのは看護記録が書けないことでしょう。日々の記録やサマリー，看護計画の立案などに読み書きは重要です。近年は電子カルテの導入が進んだこともあり，パソコンを使って記録をするため，書字表出障害については目立たなくなりましたが，読字，文章理解，文章記述についての障害がある場合は，記録に非常に時間がかかる，間違いが多い，文章が論理的ではないといったことが起こります。

ワーキングメモリ機能とは，限られた記憶容量のなかで，一時的に内部に蓄えられた情報を保存，リハーサル，アップデート，操作し，それらを統合する認知システムだといわれています[29]。例えば，われわれが人の話を聞くとき，話を聞きながら頭のなかで話の要点を整理して理解していきますが，あまりに長い話になると，要点がわからなくなることは誰しもあるでしょう。ワーキングメモリとは，このような情報を一時的に格納しておく部分であり，ワーキングメモリ機能とは，ワーキングメモリに格納された情報を操作するものといえます。この機能が弱いと複数の情報を同時に処理することが難しくなるため，今やっている作業がほかの事柄で中断されてしまうと，元の作業にもどれなくなったり，同時に情報が入ると片方を忘れてしまったりするのです。

（5）数の操作と（6）数学的推論は，算数障害に該当するものですが，やや例示がわかりにくいので，もう少し例を挙げたいと思います。以下の５つの項目のうち，①～④が数の操作，⑤が数学的推論にあたります。

**①数の感覚／数概念の障害**

数には，順序を表す序数性と，多さを表す基数性があります。序数性は，“1”の次は“2”で，その次に“3”がくるという順番で，基数性は，あるものを１つずつ数えた場合に，最後の数字が全体の数を示していることですが，この順番や量が理解できないことがあります。

**②数処理の障害**

正しく数詞を言えなかったり，書けなかったりすることがあります。また，丸３つ“●●●”を見て，その数を「3」という数字に置き換えられないことや，「3」が「さん」と結びつかないことがあります。

**③数学的事実の記憶の障害**

簡単な暗算ができない，あるいは非常に時間がかかります。九九の暗算をしばしば間違えます。

**④計算の正確さ，または流暢性の障害**

筆算を正しくできない，あるいは非常に時間がかかります。例えば，二桁以上の足し算や引き算において，繰り上がり・繰り下がりを頻回に間違えたり，二桁以上の掛け算で掛ける順番を間違えたり，割り算では適切な位置に数字を書けないということあります。

**⑤数学的推理の正確さの障害**

まず文章題を解く際に，文章題を読んでその意味を理解できないケースが考えられます。この場合は文章理解の問題なのかどうか鑑別する必要があります。理解した内容に基づいて，方略を選択して，数式を立てることができない場合があります。また②や③とも関与しますが，自ら立てた数式を正しく計算できないケースもあります。看護の例で考えるならば，点滴の滴下計算ができないなどがあります。または，薬剤の投与量を考えるときに，体重や体表面積が関係することが多いですが，その分量が計算できないため，誤った投与量でもすぐに気づかないことがあるでしょう。

## ≫ 診断基準B，C，D

診断基準のBは，学業などの成績が年齢や学年から期待される結果より十分に低いことです。そのことによって，学業や仕事や社会生活に不都合が起こっています。それは何らかの客観的評価指標で総合的に判断することが求められます。学校においては，平均よりも1.0～2.5標準偏差低い成績や，２学年以上の遅れがある場合などです。

診断基準のCは，症状が現れる時期についてです。学習障害はおおよそ小学生時代に明らかになることが多いです。しかし，必ずしも学齢期にすべて明らかになるわけではなく，看護の実習記録を書く段階でどうしても考えを書きだすことができないことで明らかになる場合もあります。

診断基準の D は，学習障害がそのほかの発達障害，知的障害，精神神経障害によるものではなく，かつ勉強機会が奪われたり足りないこと，不適切な教育指導によるものではないことを示しています。

## SLD の実態

### SLD 特性のある人の割合

SLD の有病率は，DSM-5 には，子どもにおいて 5 ～ 15％。成人における有病率は 4％であると記載されています [30)]。

読み書き障害の有病率については，英語圏とわが国では大きな差異があるといわれています。アルファベットでは，文字と発音とが必ずしも一致しないことが原因です。例えば，earth はカタカナ書きでは「アース」ですが，語末の th を取ると ear は「イア」となり，音韻処理がますます困難となってしまうのです。読字障害は概ね 4 ～ 5 ％といわれていますが，わが国における有病率は，0.7 ～ 2.2％の間にあり，約 1 ％程度と推測されるといわれています [27)]。男女比は男児が女児の約 1.5 から 3 倍とする報告もあります [31)]。算数障害の有病率はおおよそ 3 ～ 6 ％とされ，男女比はほぼ変わらないという報告がありますが，評価基準や地域差によるばらつきがあるとされています [32)]。

# 3 DCD（発達性協調運動症）の基礎

## DCD の概念

### 微細な脳損傷が病因とされていた

1900 年前後より，身体的にも知能的にも正常で運動機能の障害がないにもかかわらず，運動能力が劣っているために生活上のパフォーマンスにも困難が生じたり，学習上に困難を示したりする子どもに対して，小児神経学，小児医学，体育教育学，運動学，心理学といったさまざまな専門領域において議論されてきました。1920 年ごろより，子どもの筋協調の不器用さの原因は，神経システムの状態にある [33)] といった考えや，異常な不器用さ (clumsiness) は，大脳半球の機能的優位の未確立に起因する [34)] といった考えがありました。そのころより，微細な脳損傷が運動協調あるいは運動の困難さに対する病因であるとする考えが主流だったのです。

## ≫ 粗大運動＋微細運動＝協調運動

DCD（発達性協調運動症／発達性協調運動障害）とは，粗大運動や微細運動，またはその両方における協調運動が，本人の年齢や知能に応じて期待されるものよりも不正確であったり，困難であったりするという障害です。別名，「不器用症候群」ともよばれていました。粗大運動とは，感覚器官からの情報を基に行う，姿勢と移動に関する運動です。寝返り，這う，歩く，走るといった基本的な運動から，ボールを蹴る，片足で立つなどの運動が該当します。微細運動とは，感覚器官や粗大運動で得られた情報を基に，小さい筋肉（特に指先など）の調整が必要な運動です。指で物をつまむ，絵を書く，ボタンをかける，字を書く，ハサミを使うなどの運動が該当します。協調運動とは，手と手，手と目，足と手などの個別の動きを一緒に行う運動です。例えば，縄跳びをするとき，ジャンプする動作と縄を回す動作を同時にしなくてはなりません。ラジオ体操をするときも手と足を同時に動かします。このような運動を協調運動といいます。

ICD-10では発達性の運動機能障害を「運動機能の特異的発達障害」とよんでいます。DCDとほぼ同じ概念を示していますが，診断基準においてIQが70以上であることを制限としていて，知的障害と両方を診断できないことになっています。

DCDの経過はさまざまです。訓練を繰り返すことで改善がみられていきますが，50～70%の子どもで青年期になっても症状が継続するといわれています[35)]。

## 診断基準からよみとくDCD

**表7**はDSM-5での診断基準[36)]になります。上から順に説明していきます。

**表7 DCDの診断基準**

| | |
|---|---|
| A. | 協調運動技能の獲得や遂行が，その人の生活年齢や技能の学習及び使用の機会に応じて期待されるよりも明らかに劣っている，その困難さは，不器用（例，物を落とす，またはぶつかる），運動技能（例，物を掴む，はさみや刃物をつかう，書字，自転車に乗る，スポーツに参加する）の遂行における遅さと不正確さによって明らかになる。 |
| B. | 診断基準Aにおける運動技能の欠如は，生活年齢にふさわしい日常生活活動（例，自己管理，自己保全）を著明及び持続的に妨げており，学業または学校での生産性，就労前及び就労後の活動，余暇，および遊びに影響を与えている。 |
| C. | この症状の始まりは発達障害早期である。 |
| D. | この運動技能の欠如は，知的能力障害（知的発達症）や視力障害によってうまく説明されず，運動に影響を与える神経疾患（例，脳性麻痺，筋ジストロフィー，変性疾患）によるものではない。 |

日本精神神経学会（日本語版用語監修），髙橋三郎・大野 裕（監訳）：DSM-5 精神疾患の診断・統計マニュアル．p73，医学書院，2014．より転載

### 診断基準A

診断基準のAは症状に該当する部分です。粗大運動，微細運動，その両方を合わせた協調運動が，その人の年齢や生活から期待されるレベルよりも明らかに劣っている場合に該当します。本人の運動能力が期待されるレベルからどのくらい離れているかは，通常「MABC-2（Movement Assessment Battery for Children, 2nd version)」や，「JPAN(日本版感覚統合検査)」とよばれる感覚処理行為機能テストなどのアセスメントテストによって評価されます。これらのテスト結果を参考に，医師がDCDかどうかを判断します。看護技術においては，粗大運動の障害があれば，患者の姿勢を保持して車椅子に移乗させたりすることも難しいでしょうし，微細運動の障害があれば，採血や吸引などが難しいでしょう。ほとんどすべての看護技術は，手や体を動かすものですので，DCDがある場合は，血圧測定をするだけでも非常に時間がかかることがあります。

### 診断基準B，C

診断基準のBは，学業や日常生活において継続して何らかの支障があることを示しています。診断基準のCは症状の始まる時期を示していますが，DCDは5歳以前に診断されることはまれです。5歳以前の運動発達は個人差が大きく評価が安定しないからです。

## DCDの実態

### DCDの原因とDCD特性のある人の割合

DCDの原因は，まだはっきりとわかっていませんが，いくつかの原因が検討されています。まず妊娠中，母親のアルコールを摂取，またはそれによる早産，低体重で生まれた場合，DCDを発症する確率が高いといわれています。また，ADHD，学習障害，アスペルガー症候群を含む自閉スペクトラム症との併発が非常に多いため（SLDの約半数に合併[37]，DCDの約半数にADHD症状[38]），なんらかの共通する遺伝的要因があるのではないかと考えられます。

DSM-5によると，DCDの有病率は，5歳～11歳の子どもでは5～6％です。また，男性のほうが女性よりも有病率が高く，男女比は2：1～7：1といわれています[39]。

文献

1）市川宏伸ほか：発達障害の「本当の理解」とは．金子書房，東京，2014，p15.
2）日本精神神経学会（日本語版用語監修），髙橋三郎ほか訳：DSM-5 精神疾患の診断・統計マニュアル，医学書院，東京，2014，p49.

3）大村一史：発達障害児に対する実行機能の認知トレーニング．山形大学紀要（教育科学），16(2)，別刷，2015，p93-108.
4）Wing L, et al: Severe impairments of social interaction and associated abnormalities in children: Epidemiology and classification. Journal of autism and developmental disorders: 11-29, 1979.
5）上掲 2)，p54
6）Baird G, et al: Prevalence of disorders of the autism spectrum in a population cohort of children in South Thames: the Special Needs and Autism Project (SNAP). The lancet, 368.9531: 210-215, 2006.
7）今井美保ほか：横浜市西部地域療育センターにおける自閉症スペクトラム障害の実態調査―その 1: 就学前に受診した ASD 児の疫学，2014.
8）Kanner L, et al: Autistic disturbances of affective contact. Nervous child: 217-250, 1943.
9）Still GF: Some abnormal psychical conditions in children. Lancet, 1: 1163-1168, 1902.
10）Conners CK: Attention-deficit/hyperactivity disorder—historical development and overview. Journal of Attention Disorders, 2000.
11）上掲 2)，p58-59
12）伊藤若子：ADHD と過眠．日本臨牀，78(5): 804-810, 2020.
13）Gau SSF, et al: Association between sleep problems and symptoms of attention-deficit/hyperactivity disorder in young adults. Sleep, 30(2): 195-201, 2007.
14）Yoon S, et al: Sleep and daytime function in adults with attention-deficit/hyperactivity disorder: subtype differences. Sleep medicine, 14(7): 648-655, 2013.
15）齊藤万比古編：注意欠如・多動症—ADHD—診断ガイドライン　第 4 版，じほう，東京，2016，p8.
16）上掲 2)，p60
17）Danielson ML, et al: Prevalence of parent-reported ADHD diagnosis and associated treatment among US children and adolescents, 2016. Journal of Clinical Child & Adolescent Psychology, 47 (2) : 199-212, 2018.
18）Biederman J, et al: Age-dependent decline of symptoms of attention deficit hyperactivity disorder: impact of remission definition and symptom type. American journal of psychiatry, 157 (5) : 816-818, 2000.
19）上林靖子：注意欠陥 / 多動性障害（AD/HD）の医療の実態に関する調査．厚生労働省精神 神経研究委託費 11 指 -6 注意欠陥 多動性障害の診断 治療ガイドライン作成とその実証的研究平成 11-13 年度研究報告書，131-148，2002.
20）Barkley RA: Attention-deficit hyperactivity disorder. Scientific American, 279 (3) : 66-71, 1998.
21）MTA COOPERATIVE GROUP, et al: Moderators and mediators of treatment response for children with attention-deficit/hyperactivity disorder. Archives of General Psychiatry, 56: 1088-1096, 1999.
22）Kirk SA, et al. Educating exceptional children. 1962.
23）文部科学省：" 特別支援教育について 学習障害児に対する指導について（報告）".1999. https://www.mext.go.jp/a_menu/shotou/tokubetu/material/002.htm，（2020/03/29 参照）.
24）上掲 2)，p66
25）Morgan WP: A case of congenital word blindness. British medical journal, 2(1871): 1378, 1896.
26）Ashkenazi S, et al: Neurobiological underpinnings of math and reading learning disabilities. Journal of learning disabilities, 46(6): 549-569, 2013.
27）上掲 2)，p65-66
28）国立研究開発法人国立成育医療研究センター：ディスレクシア https://www.ncchd.go.jp/hospital/sickness/children/007.html（2020/6/4 参照）.
29）Rapport MD, et al: Do programs designed to train working memory, other executive functions, and attention benefit children with ADHD? A meta-analytic review of cognitive, academic, and behavioral outcomes. Clinical psychology review, 33(8): 1237-1252, 2013.
30）上掲 2)，p69
31）稲垣真澄ほか：総論：医療の立場から．児童青年精神医学とその近接領域，58 (2) : 205-216，2017.
32）Peterson RL: PENNINGTON, Bruce F. Developmental dyslexia. The Lancet, 379. 9830: 1997-2007, 2012.
33）Lippitt LC: A manual of corrective gymnastics. Macmillan, 1926.
34）Orton ST: Reading, writing and speech problems in children, 1937.
35）上掲 2)，p75
36）上掲 2)，p73
37）Gubbay S: The clumsy child: a study of developmental apraxia and agnosia. W.B. Saunders C, 1975.
38）Fox AM, et al: Clumsy children. Primer on developmental coordination disorder. Canadian Family Physician, 42: 1965, 1996.
39）上掲 2)，p74

# 見た目からとらえる発達障害の特徴

北川　明

## 見た目からの早期発見に関する注意点

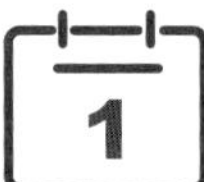

## 特性と外見の関連

### 外見上の特徴

まず，発達障害のある人には外見に特徴があるのかという問いに関して答えると，誰もが見てわかるというような特徴は報告されていません。インターネットや一部の書籍には，「彫りの深い端正な顔立ち」が多いといった記述などもありますが，今のところはっきりとした根拠はありません。これまで述べてきた通り，発達障害の特性はスペクトラムで明確な境目がないこと，強い特性があったとしても，社会生活や日常生活で困難を抱えていなければ発達障害とは診断されないことなど，発達障害の境界は非常に曖昧です。置かれる環境によって，診断がつくかつかないかが別れるものであることを考えると，外見から判断できるものではないということは明確に推察できます。

それらを踏まえ，これまでの研究を基に発達障害の特性と外見に何らかの関係があるかみていきます。

#### ❯❯ 顔立ち

まず，顔立ちと発達障害との関係ですが，ASD（自閉スペクトラム症）特性のある子どもの顔立ちに何か特徴がないかを調べた研究があります。ミズーリ大学のクリスティーナ・オルドリッジは8歳～12歳までのASD特性のある男児64名と定型発達（発達障害や知的障害がない）男児41名の顔を3次元カメラで分析しました。その結果，ASD特性のある男児の顔に共通した特徴があることを発見しました[1]。その特徴とは，ASD特性のある男児の顔は目の横幅が広く目と目の幅が狭い，鼻根から鼻や口までの距離が短いなどといったものです。実際，ASDやADHD（注意欠如・多動症）の特性があると脳の容量や重さが違うことが報告されており[2-4]，その影響として顔の作りに何らかの特徴が出る可能性は否定できません。ただ，何らかの特徴があったとしても，それは3Dカメラを用いて計測することで初めてわかるようなもので，親からの遺伝子による影響のほうがはるかに大きいものです。よって，顔立ちからASD特性があるかわかるものではないと考えてよいでしょう。



## 体型

さらに，見た目に関することとしては体型があります。アメリカの12歳～17歳までのASD，ADHD，知的障害，SLD（限局性学習症）およびそのほかの発達遅滞と定型発達のグループで肥満の有病率を比較した研究があります[5)]。BMIが95パーセンタイル値（小さい順に数えていき全体の95％に位置する値）以上を肥満として，発達障害のない群とある群の有病率を比較しました。その結果，発達障害のないグループの肥満の有病率は13.1％であったのに対し，ASDグループは31.8％，ADHDグループは17.6％，SLDおよびそのほかの発達遅滞グループは20.3％と，どのグループも肥満の有病率が有意に高かったのです。同じくアメリカの調査ですが，215人の肥満治療を受けている患者の調査を行ったところ，ADHD特性のある人が27.4％いることがわかりました。なかでもBMI指数が40以上の極端な肥満は，ADHD特性のある人が42.6％にもなるとのことでした[6)]。これらの研究において，その理由については明らかにされていませんが，ドーパミンとの関係でADHD特性のある人は肥満になりやすいのではないかといわれています[7)]。そのほか，発達障害のあるほうが肥満になりやすい原因としては，味覚過敏やこだわりによる偏食，反復行動，衝動性により我慢できない，想像力の欠如により将来の予測ができないなどの発達障害の特性から，食べすぎてしまうことが考えられます。さらに，発達障害のある人は二次障害として依存症を併発することも多く，食依存や過食症になることもあります。このように，発達障害があることで肥満になるリスクが高いとはいえます。しかし，割合としては多くてもASD特性のある人の3割程度ですから，肥満だから発達障害だということはもちろんできません。

## 姿勢と動作

次に，姿勢と動作に注目してみましょう。発達障害のある人は姿勢が悪く動作が不器用であるといわれています[8)]。自閉症児の姿勢についての研究では，ASD特性のある児は14人中12人（85.7％）が座位で顎が突き出ており，11人（78.6％）が円背で腰が後ろに倒れているとのことでした。また，立位でも11人が腰を反って腹を突き出しており，同じく11人が左右どちらかに重心が偏っていたと報告されています[9)]。動作における研究においても，ASD特性のある児のすべて（7人中7人）に，歩行時の手振りで左右の非対称性が認められたとのことでした[9)]。同じように，ADHDやSLDにおいても，バランスの悪さや不器用さが半数近くの人に認められるといわれています[10,11)]。このようなバランスの悪さや不器用さは DCD（発達性協調運動症）の併存によるためと考えられます。前項で述べた通り，発達障害はさまざまな障害が重なり合っていることが多く，その１つとして DCD があります。DCD 特性のある看護師は，血圧測定のマンシェットがうまく巻けなかったり，アンプルカットや採血ができなかったり，滅菌操作で何度も不潔にしてしまったりなど，何度練習しても看護技術がなかなか上達しないことがあります。もし，器質的な疾患もなく，練習を繰り返しているにもかかわらず極端なバランスの悪さや不器用さがある場合は，発達障害がある可能性があります。

## 行動の特徴

では，ここからは ASD と ADHD において，見てわかるような特徴的な行動があるかみていきたいと思います。

### ASD

ASD の診断基準には，「対人的相互反応で非言語コミュニケーション行動を用いることの欠陥」という記述があります。それに続く例の１つに視線を合わせることの異常が挙げられています。私達は誰かと話をしているとき，話している相手と視線を合わせて話をします。ずっと目を見続けていることはなくても，全く視線を合わせないで話をすることは，ほかに作業でもしていない限り，そうあることではありません。しかしながら，ASD 特性のある人はアイコンタクトをせず，誰かと話していても視線が合わないことが多いのです。この視線に関する異常は，生後２～６カ月頃から成人期まで存在します[12,13)]。ASD 特性のある人は無意識に視線を避けるともいわれており[14)]，２人で話をしているのにもかかわらず，いつも視線が合わないようであれば，ASD 特性があるかもしれません。

ASD 特性のある人が他者とコミュニケーションを取っているときの表情にも特徴があります。ASD の診断基準に「相互の対人的・情緒的関係の欠落」とありますが，その例のなかに感情を共有することの少なさが記載されています。その原因の１つとして，ASD 特性のある人は表情認知力が低く，表情から“喜び”や“怒り”などを正しく読み取れないことがあります[15)]。相手の表情を見て，その表情がどういった感情を示しているかわからなければ，当然共感など示せるはずがありません。さらに，「身振りの理解やその使用の欠陥，顔の表情や非言語的コミュニケーションの完全な欠陥に及ぶ」と診断基準の例にあるように，非言語的コミュニケーションが非常に苦手です。

このように他者の感情を推察することができず，非言語的コミュニケーションの欠落もあれば，話をしているとき相手は笑っているにもかかわらず，ASD 特性のある人は頷きもせず無表情ということが起こります。人はコミュニケーション相手の喜びや怒りのなどの表情を見ると，自分も同じような表情を取ることがわかっています[16)]。このような現象を**表情模倣**といいます。ASD 特性のある人はこの表情模倣が少なく，その頻度が低いほど社会性の障害が強いことがわかっています[17)]。このことから，コミュニケーションを取っているときに，何度笑いかけても何の反応も返さない人は ASD の可能性があるといえるでしょう。

### ADHD

ADHD は診断基準からわかるように，不注意および／または多動性―衝動性の障害であり，不注意だけの場合も多動性―衝動性だけの場合も，どちらも ADHD と診断されます。不注意優位型の場合は，忘れ物やうっかりミスが多かったり，興味がないことに集中を持続させるのが難しかったりなどの特徴があります。多動性―衝動性優位型の場合は，じっと我慢することが難しく，衝動的に不満を言ったりしてしまうなどの特徴があります。どちらにも共通する特徴として，興味がもてないことに対して集中を持続させるのが困難です。そのため，説教や注意をされているにもかかわらず，じっと聞いていることができず，ほかのものに注意を向けてしまうことがいつも起こるのであれば，ADHD 特性がある可能性があります。

## 発達障害の外見上の特徴は特有のものではない

### 発達障害の特徴は他疾患を抱える人や定形発達の人ももっている

ここまで，発達障害がある人の顔立ち，体型，姿勢・動作についてみてきましたが，発達障害があっても，顔立ちには目立った特徴はなく，体型に関しては肥満になりやすい傾向があるだけで顕著な特徴はありません。そのため，顔と体型だけを見て発達障害があるかどうかを見分けることはできません。姿勢や動作に関しては，背筋を伸ばした姿勢を保持することが困難であったり，極端な不器用さがあったりする場合は，発達障害がある可能性はあります。しかし，脊柱側弯症や軽度麻痺などでもバランスの悪さや不器用さが出現します。そのため，発達障害があるかどうかを知りたいのであれば，普段の行動をみていく必要があります。

また，ASD と ADHD の特徴的な行動は前述した通りですが，それだけで発達障害だと判断するのは危険です。うつや不安障害，強迫性障害などにおいても同じような行動パターンが出現する可能性があるからです。やはり，発達障害があるかどうかは，幼少期における行動や，現在の行動について聞き取り，CT 検査や心理検査をしてからでないとわからないものです。そして，発達障害のある人がもっているさまざまな行動上の特徴も，程度の違いはあれ，定型発達の人ももっています。筆者も興味のあることは集中できても，興味のないことはすぐに集中が途絶えます。空気が読めない発言をして，場をしらけさせてしまうことも，誰もが一度は経験することでしょう。

これまで述べてきたように，発達障害は境界の不明瞭さがあり，その人が置かれている環境に影響されるものです。そのため，さまざまな行動の特徴があったとしても，これは発達障害かもという目で見るのではなく，まずはその人の個性であると，ありのままを受け入れてほしいと思います。

## 文献


1）Aldridge K, et al: Facial phenotypes in subgroups of prepubertal boys with autism spectrum disorders are correlated with clinical phenotypes. Molecular Autism, 2(1): 15, 2011.
2）Hazlett HC, et al: Early brain development in infants at high risk for autism spectrum disorder. Nature, 542(7641): 348-351, 2017.
3）Courchesne E, et al: Neuron number and size in prefrontal cortex of children with autism. Jama, 306(18): 2001-2010, 2011.
4）Hoogman M, et al: Subcortical brain volume differences in participants with attention deficit hyperactivity disorder in children and adults: a cross-sectional mega-analysis. The Lancet Psychiatry, 4(4): 310-319, 2017.
5）Phillips KL, et al: Prevalence and impact of unhealthy weight in a national sample of US adolescents with autism and other learning and behavioral disabilities. Maternal and child health journal, 18(8): 1964-1975, 2014.
6）Altfas JR: Prevalence of attention deficit/hyperactivity disorder among adults in obesity treatment. BMC psychiatry, 2(1): 9, 2002.
7）Campbell BC, et al: Obesity, attention deficit-hyperactivity disorder and the dopaminergic reward system. Collegium antropologicum, 31(1): 33-38, 2007.
8）小田浩伸ほか：障害児の姿勢に関する研究：動作訓練を適用して．特殊教育学研究，29(1): 1-12. 1991.
9）神園幸郎：自閉症児の姿勢・運動の特性とその認識論的意味．琉球大学教育学部紀要，第一部・第二部，52: 213-224, 1998.
10）Kadesjö B, et al: The comorbidity of ADHD in the general population of Swedish school-age children. Journal of Child Psychology and Psychiatry, 42(4): 487-492, 2001.
11）Stoodley CJ, et al. Impaired balancing ability in dyslexic children. Experimental Brain Research, 167(3): 370-380, 2005.
12）Fujioka T, et al: Gazefinder as a clinical supplementary tool for discriminating between autism spectrum disorder and typical development in male adolescents and adults. Molecular autism, 7(1): 19, 2016.
13）Jones W, et al: Attention to eyes is present but in decline in 2–6-month-old infants later diagnosed with autism. Nature, 504(7480): 427-431, 2013.
14）Madipakkam AR, et al: Unconscious avoidance of eye contact in autism spectrum disorder. Scientific reports, 7(1): 1-6, 2017.
15）菊池哲平ほか：自閉症児・者における表情の表出と他者と自己の表情の理解．特殊教育学研究，39(2): 21-29, 2001.
16）田村　亮ほか：表情は模倣されるのか．心理学研究，77(4): 377-382, 2006.
17）Yoshimura S, et al: Impaired overt facial mimicry in response to dynamic facial expressions in high-functioning autism spectrum disorders. Journal of autism and developmental disorders, 45(5): 1318-1328, 2015.

# 2章

# 併存症

発達障害に併存する
二次障害やパーソナリティ障害について
押さえていきましょう

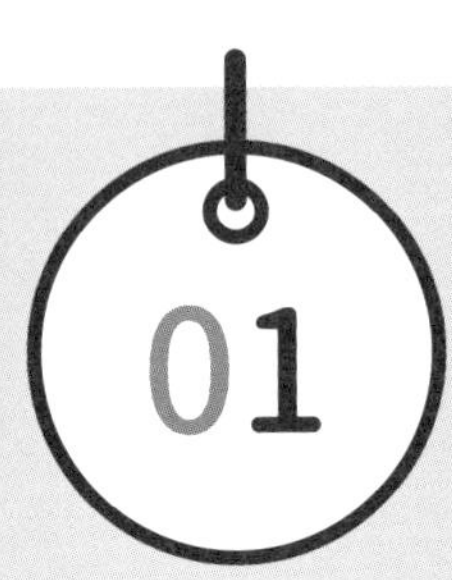

# 二次障害

小室葉月，北川　明

## 主な二次障害とその対応

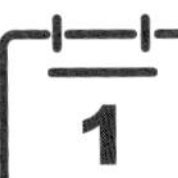

## 二次障害とは

### 二次障害の概念

#### ≫ 二次障害抜きで発達障害を語ることはできない

医学的に用いられる「二次障害」という用語は，これまでにも脳性麻痺などにおいて用いられてきました[1,2]。従来から用いられている脳性麻痺における「二次障害」とされる症状には，関節の拘縮，褥瘡や関節の痛みなどが該当します。これらの症状は元の障害（一次障害）である脳性麻痺によって直接的に起きる麻痺の症状に関連して起きるもので，かつ一次障害が二次障害の発現の原因の１つであるものとして考えられます。発達障害の二次障害も，その発現に一次障害が関与していることを含めた意味で用いられることが多く，医学的診断の有無に関係なく，さまざまな適応上の問題が生じている状態を二次障害とよびます。海外においてはあまり二次障害という表現は使われておらず，発達障害が原因であることにこだわらず複数の障害が同時に起きていることを意味する「併存症(comorbidity)」とする場合が多いです。

発達障害のある人への支援を考えるうえで，二次障害を抜きに語ることはできません。発達障害は脳の機能障害であることもからも，遺伝子や脳機能の脆弱性があると考えられます。さらに，育てにくさから虐待されることも多く[3]，心理的脆弱性も抱えています。こうした身体面および心理面の脆弱性が合わさり，発達障害には二次障害が非常に多く起こります。

#### ≫ “みえにくい”困難さ，生きづらさ

「境界の不明瞭さ」（p6）でも述べましたが，発達障害の症状があっても，社会生活や日常生活において何らかの問題がなければ，発達障害とは診断されません。発達障害の診断を受けている人は，すべからく社会生活や日常生活に困難さを抱えているのです。当然，社会生活や日常生活の困難があれば，誰であっても悩みますし落ち込みます。こうした悩

みが続けば，うつ病になったり何らかの精神症状が現れたりすることは納得できることだと思います。ASD（自閉スペクトラム症）特性のある人は共感性の欠如や非言語的コミュニケーションの乏しさから，感情があまりないような誤解を与えることがあります。しかし，実際は，感情がみえにくいだけで，心のなかでは感情が溢れパニックになっていることも少なくありません。近年，発達障害のある当事者によって書かれた本が多数出版されています。発達障害者の思いに触れることができますので，ぜひ手に取って読んでいただきたいと思います。そのなかの１つで，重度のASD特性のある東田直樹氏が著した本の一節を紹介したいと思います。

*こだわりはやめられませんか？*
*こだわりは，とても辛いものです。*
*「こだわりを好きでやっている」と思っている人がいるなら大間違いです。*
*僕のこだわりは，無償で他人のためにだけ働かされる召使いになったような感覚なのです。どんなにやりたがっていても，好きでやっていることと，こだわりでやっていることは，全く別の精神状態です。*

*自己嫌悪に陥ることはありますか？*
*「僕なんて」という気持ちは，どこからくるのでしょう。*
*それは，やはり人からの評価だと思います。勘違いされているのは「だったらたくさん褒めて育てればいいでしょう」と思っている人もいることです。*
*何でもかんでも褒められて，嬉しい人がいるのでしょうか。*
*ちょっとしたことで褒められても，自分のことをバカにしているとか，わかってもらっていないとしか感じないと思います。*
*僕は，赤ちゃんではありません。本当に頑張ったことに対して，きちんと評価して欲しいです。*

文献4, 5より引用

発達障害のある人の支援を考えるのであれば，発達障害の特性やできないことだけをみるのではなく，その人をみて，その思いを知って，そして，その人の生きづらさを考えてほしいと思います。二次障害は，生きづらさから生まれてきたものであると私は考えます。こうした生きづらさが，発達障害者の自殺や平均寿命の短さへとつながっていくのだと思います[6-8]。スウェーデンの大規模コホート調査によると，ASDと診断された人は，ASDと診断されていない人より，平均で16年も早く死亡していることがわかりました。ASDと診断された成人が若くして死亡してしまう原因は，心臓病やがんなどの一般的な疾患によるものではなく，自殺の影響が大きかったのです[6]。二次障害を予防すること，早期に発見し，治療され，適切に対応することは非常に大切なことなのです。

## 二次障害の悪循環

### 発生と発展のメカニズム

発達障害における二次障害は，どのように発生し，発展していくのでしょうか。齊藤は，発達障害のある人たちが，周囲の人や取り巻く集団との相互作用により，どのような悪循環に陥り，二次障害を発現させるかという過程について，**図 1** のように表しました[9]。

**図1** 二次障害発現への悪循環

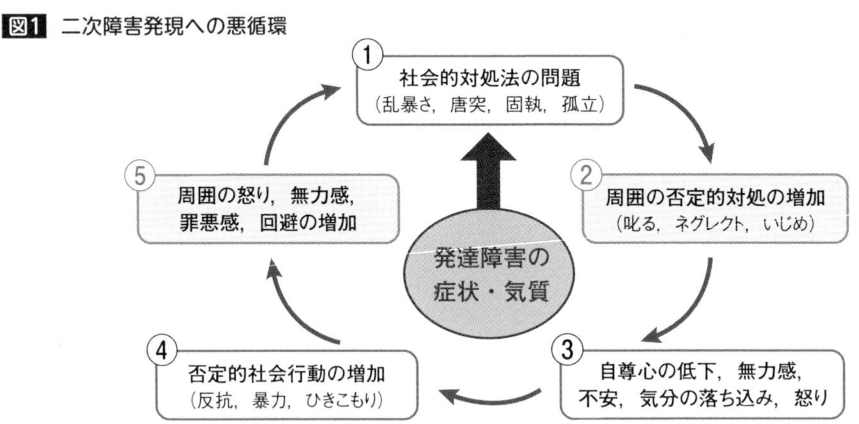


齊藤万比古：発達障害が引き起こす二次障害へのケアとサポート，学研，2009，p27. より転載

発達障害においては，その障害そのもの（一次障害）による生活のしづらさ，日常生活における困難が大きく存在しています。それに対して，発達障害のある人たちは，さまざまな社会的対処法をとっていますが，それらは周囲の人からみるとしばしば問題行動ととらえられがちなものです。例えば，ADHD（注意欠如・多動症）の特性であれば，行動における衝動性や乱暴さ，唐突さなどがありますが，それらの行動は周囲の人を困惑させたり，ときには傷つけてしまったりするかもしれません。ASD の特性においては，物事への強い固執，興味を抱かないものへの無関心などにより，他者と協調して行動することが難しいことがあるかもしれません（**図 1** の①）。これらの行動に対して，周囲の人たちはしばしば否定的な感情を抱きがちです。そして，どうかかわっていいかわからず，強く叱ったりするのですが，それによる改善がみられることは少なく，結果的に養育から離れようとする，などの否定的反応を示します（**図 1** の②）。こういった周囲の反応は，発達障害のある本人の自尊心を低下させ，無力感（自分には物事をうまく対処する力がないと感じる気持ち），不安，気分の落ち込みなどのネガティブな感情を増幅させます。そして，こうした感情を抱かせる状況に対して不満や怒りを抱きやすくなります（**図 1** の③）。その結果，否定的な社会行動が増加していきます。ある人は，怒りを外に向ける形で大人への反抗，暴力などの行動をとるでしょう。また別の人は，あるいは現実から逃避しようとひきこもったり，家出，放浪などをしたりするかもしれません（**図 1** の④）。このようなネ

ガティブ行動の増加により，周囲の人はさらに感情を刺激され，本人との接触にさらに自信を喪失し，接することを躊躇するようになります（図1の⑤）。

そして，このネガティブなサイクル（円環）は一周してスタートにもどり，社会的対処法の問題はさらにパワーアップした状態で，また同じ循環に入り込んでいきます。このサイクルが循環し続けると，低い自尊心，無力感，空虚感，不安，気分の落ち込みなどの自己に対する否定的な感情はどんどん増大し，それに伴って問題行動もどんどんエスカレートする，という悪循環に陥ります。この情緒と行動のセットは徐々に固定化され，最終的には二次障害につながっていくのです。

このように，二次障害は本人の元々ある症状や気質としての発達障害と，周囲の環境との相互作用により発現していきます。

### ❯❯ 二次障害が契機で発達障害が気づかれることも多い

こうした二次障害に近い反応をみせたり，障害とはいえないまでも問題行動が起きたりするのはままあることで，発達障害のある人たちにおいては基本的には起きるものであるとの認識をもっておくとよいでしょう。むしろ，本人の困り感や「発達障害かもしれない」という周囲の人の気づきは，二次障害を契機として促されることも多く，臨床的にも，発達障害の相談は，中核症状より二次障害的な問題行動をきっかけとして上がってくることのほうが圧倒的に多いです。星野は，「近年外来を受診した 80 名の大人の ADHD のうち，合併症のない人はわずか 11 名（13.8%）であり，残りの 69 名（86.2%）は何らかの合併症を示していた。」と述べており[10]，二次障害が高率で合併していることを指摘しています。二次障害は“特別な場合に起きるもの“ではないのです。

## 2つに分類される二次障害

二次障害は大きく内在化障害と外在化障害に分けられます（図2）。

**図2** 外在化障害と内在化障害

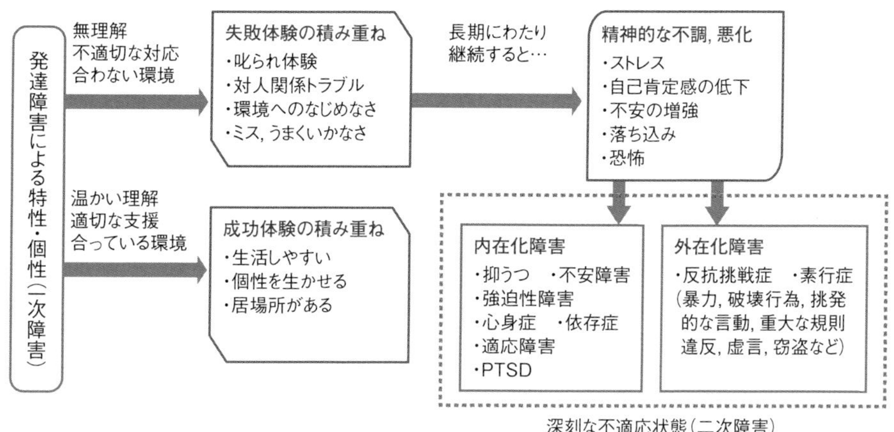

### ❯❯ 内在化障害

内在化障害は，自分に対する怒りや不安，苛立ちや葛藤が自己に向かい，その結果生じるさまざまな精神的な問題のことをいいます。具体的には，抑うつ，不安障害，強迫性障害，心身症，依存症，適応障害，PTSDなどのような症状として問題が表面化することが多くあります。

これらの精神的な問題が生じることにより，社会的活動を回避する姿勢が常態化しやすくなります。近年，大人のひきこもりが社会問題となっていますが，そのなかには，未診断でひきこもり状態に至っている発達障害のある人も多く含まれると予測されています[10)]。

### ❯❯ 外在化障害

外在化障害は，自己内の不安や葛藤が，周囲の人や物に対して攻撃の形をとって表出されるといった問題が生じます。反抗や暴力，家出，ときには非行などの反社会的な行動として現れることもあります。

思春期になってからこれらの問題を起こす子どもだけでなく，比較的小さいうちからそうした行動が目立つ子どももいます。小学校低学年のころから，他者への反抗が目立ったり，家出などを繰り返したりする子どもも一定数いるといわれています。

発達障害による特性や個性が本人の望む方向にうまく生かされ，存在が尊重される環境があれば，発達障害があったとしても成功体験を積み重ねることができ，二次障害を生じにくくなります。しかし，周囲の人が発達障害に気づいておらず，あるいは気づいていても適切な対応方法がわからず，本人の特性や個性を踏まえたかかわりができていない場合には，「二次障害の悪循環」(p44) で示したように，失敗体験が積み重なって精神的に不安定な状況が続き，深刻な不適応状態としての二次障害が生じやすい状況となります。

内在化障害と外在化障害は，どちらか一方のみが現れる場合もありますが，しばしば両者が合併して存在するといわれています。

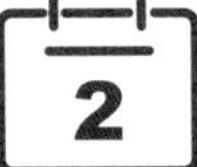

## 2 発達障害による二次障害の割合

### 発達障害と二次障害

先述したとおり，成人の二次障害においては，精神障害が引き起こされることが多くあります。また，ASDは，強迫神経症，パニック障害，統合失調症と誤診されやすいともいわれていることから，こうした診断を受けている人のなかに，発達障害のある人が含まれている可能性もあります。

## ADHD に関する合併症の調査

ロナルド・ケスラーらは，ADHD 特性のある人たちと ADHD 特性のない人たちの精神疾患の合併率の調査を行いました[11]。**表 1** はその結果であり，ADHD 特性のある成人と ADHD 特性のない成人における合併症の有病率とオッズ比※を示しています。ADHD 特性のある人たちは，ADHD 特性をもたない人たちと比較して，いずれかの気分障害を 5.0 倍，いずれかの不安障害を 3.7 倍合併していることが示されています。また，それ以外のほとんどの障害についても ADHD 特性のない人たちはそうでない人たちと比較してより多くの合併症をもっていることが示されています。

**表1** ADHD特性のある成人とADHD特性のない成人における二次障害の有病率とオッズ比

| スコアが低い人の特徴 | | ADHD % | non-ADHD % | オッズ比 ＊ $p<0.05$ | 95% 信頼区間 |
|---|---|---|---|---|---|
| 気分障害 | 大うつ病性障害 | 18.6 | 7.8 | 2.7* | 1.5-4.9 |
| | 気分変調性障害 | 12.8 | 1.9 | 7.5* | 3.8-15.0 |
| | 双極性障害 | 19.4 | 3.1 | 7.4* | 4.6-12.0 |
| | 気分障害（いずれかの） | 38.3 | 11.1 | 5.0* | 3.0-8.2 |
| 不安障害 | 全般性不安障害 | 8 | 2.6 | 3.2* | 1.5-6.9 |
| | PTSD | 11.9 | 3.3 | 3.9* | 2.1-7.3 |
| | パニック障害 | 8.9 | 3.1 | 3.0* | 1.6-5.9 |
| | 広場恐怖症 | 4 | 0.7 | 5.5* | 1.6-18.5 |
| | 特定の恐怖症 | 22.7 | 9.5 | 2.8* | 1.7-4.6 |
| | 社会恐怖症 | 29.3 | 7.8 | 4.9* | 3.1-7.6 |
| | 強迫性障害 | 2.7 | 1.3 | 1.5 | 0.2-9.4 |
| | 不安障害（いずれかの） | 47.1 | 19.5 | 3.7* | 2.4-5.5 |
| 物質関連障害 | アルコール依存症 | 5.8 | 2 | 2.8 | 0.8-9.8 |
| | 薬物依存 | 4.4 | 0.6 | 7.9* | 2.3-27.3 |
| 衝動制御障害（破壊的行動障害） | 間欠性爆発性障害 | 19.6 | 6.1 | 3.7* | 2.2-6.2 |

文献11より引用

## ASD に関する合併症の調査

ビョーン・ホフヴァンダーは，2009 年に ASD 特性のある成人の合併症の有病率を調査しました[12]。**表 2** はその結果です。このなかでは，パーソナリティ障害（62%），気分障害（53%），不安障害（50%）が高い割合を示しました。ASD 特性のある成人の実に半数以上は，これらの障害を合併し，その症状と付き合いながらの生活を余儀なくされているということがわかります。

※オッズ比：ある事象の起こりやすさについて，2 つのもので比較する統計学的な尺度のこと。例えば，ある疾患へのかかりやすさを男女それぞれで調べた場合，この比率が 1 になれば，ある疾患へのかかりやすさは男女で差がなく，同じであるということを表す。そして，1 より大きくなればなるほど疾患のかかりやすさが男女で異なる（どちらかがより疾患にかかりやすい）ことを表す。

**表2** 医療機関を受診しているASD特性のある成人における二次障害の有病率

| 障害（診断） | ASD（N=122） | |
|---|---|---|
| | N | % |
| ADHD | 52 | 43 |
| チック障害 | 25 | 20 |
| パーソナリティ障害（N=117） | 73 | 62 |
| 衝動制御障害（破壊的行動障害） | 11 | 9 |
| 精神病性障害 | 15 | 12 |
| 気分障害 | 65 | 53 |
| 不安障害（N=119） | 59 | 50 |
| 強迫神経症 | 29 | 24 |
| 身体表現性障害（N=119） | 6 | 5 |
| 摂食障害（N=119） | 6 | 5 |
| 物質関連障害 | 19 | 16 |

文献12より引用

このように，発達障害のある人たちは，そうでない人たちに比べて，何らかの精神障害を合併している確率が高くなっています。これらの精神障害が二次障害として現れ，日常生活を送ることをより困難にしていると考えられます。

## 3 内在化障害

### ≫ 内在化障害の特徴

内在化障害は，発達障害の特性によって日常生活における不適応，叱責，失敗などの経験を重ねるなかで，徐々に不安や気分の落ち込み，強迫症状，対人恐怖などが引き起こされ，自己の内面に苦痛を抱え込む障害群のことを指します。

ここでは，成人において問題となりやすい内在化障害として，適応障害，うつ病，不安障害，依存症を取り上げます。

### 適応障害

適応障害はありふれた疾患であり，ほとんどの精神疾患・障害や，多くの精神科以外の疾患に付随して起きてきます。適応障害は誰でもなる可能性のある障害です。

### ≫ 症状

はっきりと確認することのできるストレス要因に対する反応として，情緒面や行動面の症状が出現します。ストレス要因は，日常におけるちょっとした不安から，ライフイベント，突然の災害までさまざまです。そのストレス要因に不釣り合いな強度で著しい苦痛を感じ，生活機能に障害が起きますが，その症状はほかの精神疾患の診断基準を満たすほどの重大さがないのが特徴です。個人のストレスに対する感じ方や耐性も大きな影響を及ぼします。

症状はストレス要因が生じてから3カ月以内に始まり，ストレス要因の除去後6カ月以内に改善しますが，ストレス要因が取り除かれない場合には，適応障害も遷延化します。適応障害の症状としては，落ち込み，涙もろさ，絶望感などの抑うつ気分，神経過敏，心配，不安，素行異常（暴飲暴食，無断欠席，無謀運転，ケンカなど）がみられます。また，緊張が高まると，動悸，発汗，めまい，肩こり，不眠などの身体症状がみられることもあります。

適応障害の症状は，適応障害以外の精神疾患・障害においてもよくみられるもののため，ほかの疾患・障害との鑑別が重要です。適応障害と診断されても，5年後には40%以上の人がうつ病などの診断名に変更されています。つまり，**適応障害は実はその後の重篤な病気の前段階の可能性もある**といえるため，その後の経過も重要な観察項目となります。うつ病との違いは，“ストレス要因から離れることにより改善するか否か”で見分けることができます。例えば，職場における上司との関係がストレス要因となっている場合，出勤している日は不安も強く，緊張して手が震えたり，めまいがしたり，汗をかいたりしますが，休みの日は気分が楽になったり，趣味を楽しんだりできる場合もあります。しかし，うつ病はそのような気分の変化があまりみられず，環境が変わっても憂うつ気分は続き，何事にも楽しいといった気持ちがわかないこともが多くあります。不安障害との違いは，“ストレス要因が明確か，あるいは漠然とした強い不安か”を考えることにより見分けられます。

統合失調症，うつ病などの気分障害や不安障害などの診断基準を満たす場合は，これらの診断が優先されます。また，ストレス要因が生じる前から，環境への不適応や，他者とのトラブルなどの既往がある場合には，発達障害やパーソナリティ障害が合併している可能性も十分に考えます。

発達障害のある看護職や看護学生においてよく現れる症状としては，不眠，食欲不振，病院や学校に来ると下痢をする，体重減少などで**身体的不調を訴えて休みがちになる**ものです。また，「私は看護師という仕事に向いていないのではないか」，「違う職場を考えたほうがよいのだろうか」など，**自らの進退についての発言**が，同僚や上司との会話の節々に交じり始めることもサインとしてみられます。

### ▶▶ 治療と対応

適応障害ではストレス要因から離れると症状が改善することが多くみられますから，適応障害の治療の第一選択として行うべきことは，まずは“ストレス要因の除去”になります。また，ストレスをストレスと感じる人とそうでない人もいるように，ストレス耐性は人それぞれ異なりますので，“ストレス要因に対する本人の適応力を高める”方法も有効だといわれています。

#### ▶ストレス要因の同定

まずはストレス要因を同定し，理解し，言語化を助け，促します。何が辛いのか，どうなりたいのかを言語化することで，ある程度の改善が見込まれることもあります。発達障害のある人のなかには，「自分がだめだからこうなった」というように，状況の原因を極度に自分に求めようとする傾向の人もいるため，体験したストレスをどう受け止めるのかの違いが影響していることを説明し，本人の低下した自尊心，自己評価を上げるようサポーティブに関わることで，自信を取りもどし，自分に問題対処能力が備わっていることを感じてもらえるようにします。

#### ▶ストレス要因の除去

ストレス要因の除去とは，環境を調整することです。発症に至った要因を同定し，ストレス要因を取り除けるかどうかを検討します。要因が容易に取り除ける，あるいは回避できるものであれば，すぐに行動に移し，よりよい環境を整えます。なかには一朝一夕に動かせないもの，変えられないもの，離れるのに時間がかかる場合もあります（家族との関係，経済的な事情があり職場をすぐに離れられないなど）。こういった場合には，ストレス要因の除去だけでなく，ほかの方法も同時並行で検討していくことが必要となります。

#### ▶認知行動療法，問題解決技法

ストレス要因がすぐに除去できないものである場合や，問題解決を妨げるような非適応的思考がある場合には，認知行動療法により，偏った思考パターンの修正を行うことが有効である場合があります。

ストレス要因と本人の受け止め方を考えていくと，その人の受け止め方のなかに，ある一定のパターンがあることが多くみられます。このパターンをより現実的に，適応的に修正できるようアプローチするのが認知行動療法です。場合によっては，同じ体験をもつ人たちで体験を共有し，気づきを得るための集団療法や，適切な自己主張のスキルを身に付けるためのソーシャルスキルトレーニング（SST），自己主張訓練なども有効であるといわれています。どの療法も，治療者と治療を受ける人が協同して取り組みますが，治療を受ける人自身が気づきを得て自らを変える努力を要するため，まずは本人が主体的に取り組む姿勢が大切です。

#### ▶そのほか

適応障害の治療は薬物療法だけではうまくいかないことが多いため，環境調整やカウンセリングが重要になっています。場合によっては薬物療法が用いられますが，基本的には対症療法としての治療で，不安や不眠などに対しては睡眠薬，うつ状態がある場合には抗うつ薬を使うこともあります。いずれも根本的な治療ではないので，まずはストレス要因の除去から取り組み，薬物は状況に応じて補助的に用いられます。

## うつ病

うつ病は，発達障害がある青年に最も多い二次障害だといわれています。近年，青年だけでなく，学齢期の子どもにもうつ病が発症するといわれています。こうした子どものうつ病にも，その背景に発達障害がある可能性が指摘されています。

### ≫ 症状

病的な気分の低下がうつ病の中心的な症状であり，その状態は，健康な人が通常経験する正常な悲しみとは明確に区別されます。抑うつ症状においては，気分の低下が持続的に起こり，しばしば不安，喜びの喪失（アンヘドニア），活力の喪失，全身衰弱，睡眠障害などの症状を伴います。うつ病の程度は，軽症，中等症，重症の３つに区別されています。

#### ▶軽症うつ病

軽症うつ病において最も頻度の高い表現は，「不安と抑うつの混合」です。具体的には以下のような症状として伝えられることが多くあります。

［不安と心配な考え，悲しみ，抑うつ思考，落ち着かなさ，集中力の低下，不眠，倦怠感，身体症状，心気的訴え，身体機能への過剰な集中・固執］

#### ▶中等症うつ病

中心症状は軽症と同様ですが，気分の低下，喜びの欠如，エネルギー低下，悲観的思考がさらに加わります。また，外見的特徴として，精神運動抑制（精神機能と行動が遅くなる）がみられます。焦燥感が顕著な場合には，長時間落ち着いて同じ姿勢を保持することができず，立ったり座ったりを繰り返していることがあります。

#### ▶重症うつ病

重症うつでは，中等症でみられるすべての症状が現れます。また，幻覚・妄想（無価値観，貧困妄想，心気妄想，罪業妄想など）が出現することもあります。

発達障害のある看護職や看護学生においてよくあらわれるうつ病の症状としては，ミスが増えること，自責的な発言が増えること，焦燥感を訴えることなどが多く，そこから徐々に悪化し，中等度，重症の症状に発展していきます。

看護職を目指す人は，もともと「責任感が強い，神経質，真面目」といった性格傾向をもつ人が多く，ただでさえうつ病のリスクが高いものです。そこに発達障害が加わった場合には，「完璧にやりたいのにうまくいかない」というギャップに常に苦しむことになり，そのリスクがさらに高まってしまうと考えられます。

### 治療と対応

うつ病と判断された場合にはまず薬物療法が行なわれることが一般的です。SSRI（選択的セロトニン再取り込み阻害薬）やSNRI（セロトニン・ノルアドレナリン再取り込み阻害薬）といったものから三環系抗うつ薬などいくつかのグループがあり，抗うつ薬のほかにも，症状に合わせて抗不安薬や睡眠導入剤なども使われます。

#### ▶軽症うつ病

典型的なうつ病でも軽症の場合は薬の効果がそれほど期待できないこともあるので，薬物療法以外の選択肢も検討されることがあります。うつ状態を引き起こす原因がはっきりしているときは，その原因の除去，性格的にストレスなどの影響を受けやすい人は精神療法的なアプローチも効果があると考えられています。

#### ▶中等症・重症うつ病

SSRIやSNRIなどの新規抗うつ薬，三環系抗うつ薬，三環系以外の抗うつ薬，修正型電気けいれん療法（m-ECT）などが推奨されます。必要に応じて，抗不安薬の使用，炭酸リチウムや抗甲状腺薬などの症状に応じた薬物の使用が検討されます。また，認知行動療法，対人関係療法などの精神療法も活用されます。

発達障害においては，失敗体験の積み重なりにより，そもそもの自尊心が低下した状態にある人が多く存在します。そこに加えてうつ病がある場合には，基本的には自殺念慮を丁寧に観察していくことが必要です。また，**高機能の発達障害にうつ病を合併している場合には，より自殺リスクが高くなるため，一層丁寧なかかわりが必要**となります。

発達障害のある人においてうつ病を合併している場合は，主観的症状を言語化することが難しいこともあります。そこで，うつ状態では不機嫌や焦燥感などが伴うことが多いことを考慮し，異常行動が多くなったり，強くなったりする場合には，うつ状態を疑うことも必要な視点です。

## 不安障害

不安障害は，生活障害を及ぼすほどの行き過ぎた不安が病像の中心をなしている障害です。不安障害は，不安や恐怖の対象，状況やその性質によって，分離不安障害，選択的緘黙（かんもく），限局性恐怖症，社交不安障害，パニック障害，広場恐怖症，全般不安障害に分類されますが，ここでは主な症状である，社交不安障害，パニック障害，全般不安障害について述べます。

## 症状

### ▶社交不安障害

人との交流場面にて，他者から否定的な評価を受けることに対して顕著な不安・恐怖を抱くことが特徴の不安症です。苦手とする場面に直面したときに，動悸，震え，発汗，赤面などの身体症状が出現します。結果，「変な人だと思われなかったかどうか」などの否定的反すう，「また失敗したらどうしよう」という予期不安が高まり，徐々に人との交流場面を避け，引きこもったり，著しく生活行動が制限されたりすることがあります。

### ▶パニック障害

突然襲ってくる強いパニック発作と，パニック発作の出現を恐れる予期不安が特徴となります。この発作は何度も繰り返されるため，「あの発作がまた起きるのではないか」という予期不安が強まり，パニック発作を避けようとしてその人の生活行動が著しく制限されることがあります。

### ▶全般不安障害

さまざまな物事や活動について，持続的かつ過剰な不安や心配を抱くことが特徴の不安障害です。不安や心配の対象は 1 つの物事に限定されることはなく，浮動不安といわれ，次から次へと不安なことが心に浮かんでくる状態で，それにより，過覚醒，発汗，頻脈，口渇，筋緊張などの身体症状も伴います。こうして慢性的な不安，身体症状を抱えることにより，勉強や仕事，家事などへの集中が困難になります。

うつ病の項目でも述べましたが，看護職を目指す人は，もともと「責任感が強い，神経質，真面目」といった性格傾向をもつ人が多くいます。そこにさらに発達障害が加わると，「うまくいかなかったらどうしよう」という不安を常に抱えた状態になり，それがエスカレートしてしまうと，上記のような症状が現れてきます。特に，突然に強烈な不安に襲われるパニック障害は，看護職においても起こりやすいものと考えられます。

## 治療と対応

治療においては，どの不安症も，抗うつ薬または認知行動療法のいずれかを用いた治療が第一選択になります。抗うつ薬の治療については，SSRI などが用いられます。また，抗不安薬を用いることもあります。認知行動療法については，適応障害と同様です。認知行動療法には集団で行うもの，自分でテキストやパソコンを使ってセルフヘルプ形式で行うものなど，さまざまな実施方法がありますが，社交不安症に対しては，治療者と 1 対 1 で取り組む個人形式での認知行動療法が最も効果を上げるといわれています。

いずれの不安障害も，発達障害のある人において高率で合併していることから，起こりやすい二次障害として対応を考えていく必要があります。発達障害の特性として，“物事に自分なりのこだわりをもつ”という点がありますが，このこだわりが達成できないとき，あるいはこだわりの存在によって周りとの協調がとれないときに不安を抱きやすくなります。また，失敗体験の多さから，予期不安が強まりやすくもあります。発達障害における不安障害では，不安に陥っている要因を本人と丁寧に明らかにしつつ，環境の調整とともに本人の認知のパターンを少しずつ修正していく取り組みも有効であると考えられます。

## 依存症

依存症には，アルコールや薬物，ギャンブル，ゲーム，買い物，インターネット（スマホ，SNS を含む），性行動など，さまざまな種類（依存対象）があります。

人は，脳内報酬系が刺激される（ドーパミンが増加する）ことで，やる気や快感が生じ，集中力を持続するしくみになっています。依存症を引き起こす物質やプロセスは，ドーパミンの増加に関与するものが多く，そのため，一度覚えた快感をまた得たい（＝報酬系を活性化させたい）がために，繰り返し何度も同じ刺激を求め続けてしまうのです。

発達障害のある人，なかでも特に ADHD 特性のある人は，脳内ドーパミン神経活性が低下している傾向があるといわれています [13]。ADHD 特性のある人は報酬系の活性がもともと低い傾向にあり，刺激が少ないと，やる気や快感を得ることがなかなかできず，不注意からさまざまなミスを繰り返すことになります。そのため，無意識のうちに，体を動かし続けること（多動）や，何かに依存することで脳内報酬系の活性を高めようとしている可能性があります。このことから，発達障害のある人は依存症の問題に傾きやすく，抜け出せない状態になってしまうのではないかと考えられます。実際，物質関連依存に陥っている人の 4 人に 1 人は ADHD 特性のある人が含まれているといわれています [14]。

また，ADHD 特性のある人は，特にインターネットへの依存を高めやすいとも考えられています [15]。インターネット上では，自分の好きなことや興味のあることを追求できる環境がありますから，そもそも誰もが夢中になりやすいものですが，上記の理由で，発達障害のある人はさらに依存性を高めやすくなります。また，発達障害のある人は，人間関係に困難を抱えやすいという特性があり，日頃から対人トラブルを起こしたり，孤独を感じたりしやすい状況です。対して，インターネット上では，人と対面することがなく会話ができ，また，現実世界の難解な人間関係構築の段階や礼儀などを飛ばして，自分の思いをそのまま表現できる環境があります。そのため，インターネット上の世界での居心地のよさに浸かり，インターネット依存に陥る可能性が高いのかもしれないと考えられています。

### ≫ 症状

ある物質摂取やプロセスに対する渇望や衝動があまりに強く，その人にとって何よりも優先されるようになる一群の生理的，行動的，認知的現象が起きます。具体的には以下のような状況が現れます。

・物質を摂取したいなどの強い欲望や衝動のため，その物質の使用や使用量についての自制の困難
・その物質の使用を急に減らす，または中止した場合の離脱症状，耐性（同じ効果を得るために必要な物質量が増加していくこと）の獲得
・その物質を使用すること以外の事柄への興味関心の低下，作業効率低下・集中力低下などにより仕事や学業に支障をきたす
・対人関係・家族関係上の問題の発生，経済的・身体的問題の発生

このように自分にとってさまざまなネガティブな事象が次々起こるにもかかわらず，依然として物質を使用しようとすることが挙げられます。

発達障害のある看護職や学生においてよく現れる症状としては，アルコールに関連する問題が多くあります。例えば，2日酔いによって欠勤する，あるいは出勤してきても体調不良を訴える，お酒の匂いがするなどです。また，ギャンブルや買い物依存の場合には職場で金銭トラブルを起こしたり，インターネット依存では遅刻・欠勤が増えたりすることもあります。

### ≫ 治療と対応

依存症に対する治療は，物質やプロセス，その症状がさまざまであることから，一般的なあり方というものはなく，個人の状況に合わせて治療方法が選択されていきます。入院を要するケース，不要なケースから，個人精神療法，集団療法，薬物療法，家族療法，自助グループの活用などが，個々に合わせて選択されていきます。

依存症は突如寛解する性質の障害ではなく，段階を経て回復を目指していくものです。ですから，「一生をかけてやめ続ける」という意識で取り組んでいく必要があります。その支えとして大きな存在となるのが，自助グループなど，地域社会での回復のための組織です。これらのグループとつながり，仲間をもちながら日々“やめ続ける”ことを実践していく必要があります。ただでさえ依存しない生活を全うしていくことは難しいのですが，そこに発達障害が加わるとなると，さらに大変な努力と労力を要します。そのため，依存症の自助グループに加えて，発達障害の苦労について語れる仲間をもつことも有効ではないかと考えられます。

ADHDに依存症を合併している場合は，依存症の治療と並行してADHDに対する薬物治療も行われることがあります。その場合には，治療薬の依存性にも十分な注意が必要です。

# 4 外在化障害

## 外在化障害の特徴

外在化障害は，対人関係での攻撃性や反社会的問題行動を特徴とする障害群のことを指します。青年期以降の発達障害においては，二次障害は外在化障害よりも内在化障害として表面化することのほうが多くなります。しかし，大人になっても外在化障害として現れることもあり，この場合には何らかの適切な対処を行わないと，触法行為にエスカレートし，被害者を生じたり，社会生活を営むことが困難になったりします。そのため，内在化障害よりも少数であるとしても，より丁寧なかかわりが必要となります。

ここでは，成人において問題となりやすい外在化障害として，反抗挑戦症と素行症を取り上げます。

## 反抗挑戦症と素行症

### 症状

反抗挑戦症とは，怒りに基づいた不服従，反抗，挑戦的行動の持続的様式と表現される児童期によくみられる精神障害です。文字通り反抗的で挑発的な態度をとることが主となります。例えば目上の人に対して必要以上に挑発的で，規則に対して必要以上に反抗したりします。口論や意地悪などが多く，感情をコントロールすることが苦手で，明らかに度が過ぎる行動を取ります。通常，発達上のアイデンティティの確立のために反抗的な態度をとることは誰にでもあることです。しかし，反抗挑戦症は環境が変わっても持続するもので，少なくとも 6 カ月以上持続することが診断基準となっています。主に 9 歳から思春期にみられ，年齢とともに自然と落ち着くのが一般的です。この障害は，挑発的ながらも攻撃的な行動が存在しないことが診断基準となっています。つまり，法律に触れたり権利を侵害したりしてしまうような行為障害はみられません。

対して，この反抗挑戦症がさらに攻撃的になったものが素行症となります。素行症は，反復して持続的な，反社会的，攻撃的，また反抗的な行動パターンを特徴とし，年齢相応の社会規範や規則を大きく逸脱した行動を起こし続けてしまう障害です。症状としては，“人および動物に対する攻撃性”，“所有物の破壊”，“うそをつくことや窃盗”，“重大な規則違反”といった行動が 1 年間に複数みられます。

反抗挑戦症が進行するにつれて，素行症の症状が生じてくるといわれています。素行症は成人の反社会性パーソナリティ障害（ASPD）の前段階である可能性が考えられています。18 歳以上である場合，ASPD の診断基準を満たさないことが素行症の診断条件となっています。素行症の 2/3 は成人期までに不適切行動が収まり，残りの 1/3 は何らかの形で不適切行動が残存します。そして，素行症が始まった年齢が低いほど，問題行動が長引く可能性が高くなります。発達障害のなかでも特にADHDと密接な関係があるといわれています。複数の調査研究の結果，ADHDの30%～45%が反抗挑戦症を，18～23%が素行症を合併していました[16-18]。

## 原因

反抗挑戦症と素行症の原因としては，発達障害に強く現れるような個体の特性と，不適切な養育という環境要因のどちらもがかかわっています。前述したように，発達障害のさまざまな特性は，不適切な養育を誘発しやすいです。ADHD特性のある人は，その障害による主な特徴として，①高い衝動性，じっとしていられず落ち着きがない，②思ったこと，考えたことを咄嗟に口にしてしまい，対人関係に軋轢を生じやすい，③不注意から時間や期限にルーズになりがちなことなどが挙げられます。これらの特徴は常に周囲の人からの叱責や指摘の的となっており，こうした経験を繰り返すうちに，自己防衛としての他者への反発が起こるのではないかと考えられます。また，ADHDで反抗挑戦症のある人の状況としては，怒って反抗的態度をとりながらも，相手が自分に対してこの後どのように接してくるのか，その顔色を窺っているような様子がみられることがあります。つまり，相手を拒絶しつつ相手の反応を知りたい，放っておいてほしいけれど構ってほしい，というようなアンビバレント（両面価値）な感情を表しており，強がって自尊心を保ちたい気持ちと，見捨てられたくない孤独感が入り混じった危機的心理状況であると考えられます。決して自らの力を顕示したいといったような身勝手な理由だけではなく，他者からの拒絶を恐れる心理的恐怖への防衛反応としての意味合いも強くあるでしょう。

こうした反抗挑戦症や素行症は，看護学生や看護職に現れることはまれです。しかし，素行症と考えられる例がないわけでもありません。例えば，薬品を無断で持ち帰って自分で使用していた，同僚の財布を盗んでしまったなど，窃盗に関する事案が発生することはあります。また，看護師がスタッフや患者を故意に傷つける行為（点滴や食品に薬品，異物を混入させる，爪をはがすなど）が起こることもあります。

## 治療と予防

反抗挑戦症と素行症の治療法としては，主に薬物療法，ペアレントトレーニング※，認知行動療法，ソーシャルスキルトレーニング（SST），精神療法などさまざまな方法が挙げられますが，画一的な治療プログラムが存在しているわけではありません。特に思春期における重症の素行症に有効な治療法はないといわれており，反抗挑戦症の段階で適切に対応していくことが重要であるといわれていますし[19]，なにより，反抗挑戦症も起きないように予防していくことが大切です。そのためには，基本的には周囲の人が肯定的な接し方を心がけることが大切になってきます。例えば，言葉がけ1つにおいても，否定形を

※ペアレントトレーニング：親が子どもとのかかわり方やその子の特性に合った子育ての方法を学ぶ訓練のこと。子どもが過ごしやすい環境や，人間関係づくりに役立ち，二次障害の予防になるといわれている。

使わずに伝える（例：「その書類はそこに置かないで！」ではなく，「その書類は奥の棚にもどしてもらえると助かるな」）などの小さな取り組みを積み重ねていくことが有効であると考えられます。

素行症では，しばしば社会的規範から逸脱した問題行動が起きることがありますが，その逸脱の程度が大きく，発達障害のある本人や周囲の人の安全を守れないと予見される場合には，警察や行政機関の介入をためらう必要はないかもしれません。また，発達障害のある人にかかわる人たちが心身ともに疲弊してしまうこともあるかもしれませんが，そういった場合には，子どもであれば矯正施設などによる対応を依頼することも１つです。成人においては，周囲の人たちの状況も踏まえた，個人，家庭，学校や職場などの環境調整を検討することが必要となります。反抗挑戦症と同様に，道徳的な説教や厳しい叱りつけはあまりよい効果が得られないことが多いでしょう。基本的には肯定的な受け止めと対話を行っていきます。

## ADHDから反社会性パーソナリティ障害への進行

外在化障害は年を重ねるごとに徐々に影を潜め，内在化障害が前景に立つように変化していきます。こうした変化は，学校や家庭の努力，場合によっては矯正教育機関による支援があり，そこでの経験から社会との健全な結びつきを取りもどし，社会適応を回復することから起きていることが考えられます。逆にいえば，社会から孤立し，温かな支援を得ることなくADHD特性のある子どもがときを過ごした場合には，幼児期や学童期にみられた反抗挑戦症が，その後，学童期，思春期にかけて素行症へと展開していく可能性が高まります。そして，素行症へと発展した子どもが，さらに支援を受けられずに改善することなく青年期，成人期へと至った場合には，犯罪行為を繰り返す反社会性パーソナリティ障害へと展開していく可能性が高くなるといわれています。齊藤は，こうした障害の進行を「破壊性行動障害（disruptive behavior disorder：DBD）マーチ」と示しています（図3）[20]。

これは，反抗挑戦症のあるADHDの子どもが必ずこうした結末に行き着くことを示しているものではありませんが，こうした進行を事前に食い止めることができれば，成人してから，当事者も周囲の人も困惑せず，より穏やかな生活を送ることができることにつながると考えられます。支援者は，途中の段階でいかに進行を食い止めることができるかということに着目してかかわることが大切になります。

**図3** 破壊性行動障害（DBD）マーチの進行

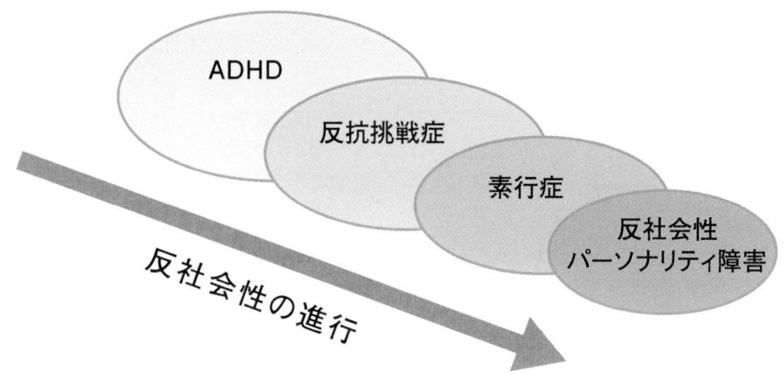


齊藤万比古：発達障害が引き起こす二次障害へのケアとサポート, 学研, 2009, p65. より改変転載



## 文献


1）佐藤一望：脳性麻痺の二次障害，リハビリテーション医学 , 38: 775-783, 2001.
2）佐久間和子：脳性麻痺の機能予後：脳性麻痺の二次障害としての機能予後．リハビリテーション医学：日本リハビリテーション医学会誌，40(2): 98-102, 2003.
3）杉山登志郎：発達障害の子どもたち，講談社，東京，2007，p148-169.
4）東田直樹：自閉症の僕が飛びはねる理由２，角川学芸出版，東京，2016, p66.
5）上掲 4), p109.
6）Hirvikoski T, et al: Premature mortality in autism spectrum disorder. The British Journal of Psychiatry, 208(3): 232-238, 2016.
7）Barbaresi WJ, et al: Mortality, ADHD, and psychosocial adversity in adults with childhood ADHD: a prospective study. Pediatrics, 131(4): 637-644, 2013.
8）Dalsgaard S, et al: Mortality in children, adolescents, and adults with attention deficit hyperactivity disorder: a nationwide cohort study. The Lancet, 385(9983): 2190-2196, 2015.
9）齊藤万比古：発達障害が引き起こす二次障害へのケアとサポート，学研，東京，2009, p27.
10）星野仁彦：内閣府　ひきこもり支援者読本　第２章　ひきこもりと発達障害.
11）Kessler RC, et al：The prevalence and correlates of adult ADHD in the United States: results from the National Comorbidity Survey Replication. Am J Psychiatry, 163 (4) : 716-723, 2016.
12）Hofvander B, et al：Psychiatric and psychosocial problems in adults with normal-intelligence autism spectrum disorders. BMC Psychiatry, 9: 35, 2009.
13）Hayashi W, et al: [Biological Mechanisms of ADHD]. Brain Nerve, 70(11) : 1265-1277, 2018.
14）van Emmerik-van Oortmerssen, K, et al: Prevalence of attention-deficit hyperactivity disorder in substance use disorder patients: a meta-analysis and meta-regression analysis. Drug Alcohol Depend, 122(1-2) : 11-19, 2012.
15）Bozkurt H, et al: Prevalence and patterns of psychiatric disorders in referred adolescents with Internet addiction. Psychiatry Clin Neurosci, 67(5) : 352-359, 2013.
16）Faraone SV, et al: Separation of DSM-III attention deficit disorder and conduct disorder: evidence from a family-genetic study of American child psychiatric patients. Psychological medicine, 21(1): 109-121, 1991.
17）Pelham JR, et al: Teacher ratings of DSM-III-R symptoms for the disruptive behavior disorders: Prevalence, factor analyses, and conditional probabilities in a special education sample. School Psychology Review, 21(2): 285-299, 1992.
18）Spitzer RL, et al: The DSM-III-R field trial of disruptive behavior disorders. Journal of the American Academy of Child & Adolescent Psychiatry, 29(5): 690-697, 1990.
19）原田謙ほか：反抗挑戦性障害・素行障害診断治療ガイドライン．厚生労働科学研究費補助金　子ども家庭総合研究事業「子どもの心の診療に関する診療体制確保，専門的人材育成に関する研究」，2011.
20）上掲 9)，p65.

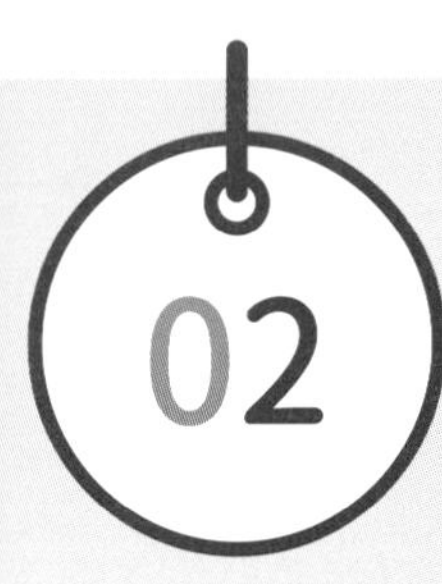

# パーソナリティ障害

岸本久美子，北川 明

## タイプ別の特徴と対応

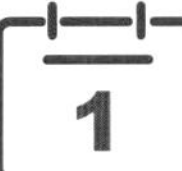

## 1 パーソナリティ障害とは

人格の一番中心にあるのは気質 (temperament) で，その周りに文化的あるいは価値観からなる性格 (character) があり，この気質と性格を合わせたものが人格，つまりパーソナリティといえます。気質というのは生物学的な要素が強く，遺伝的および体質的な影響を受けていて，性格は後天的に獲得した心理社会的および文化的な影響を受けている部分を示すものです。

パーソナリティ障害とは，その人の認知や感情の動きといった内的体験や行動様式の傾向が極端で，日常生活や社会活動における人や状況との関係性で生じる問題で，本人が苦痛を感じているか，周囲との摩擦が大きいかどうかがポイントとなります。また，そうした傾向が一時的ではなく青年期または成人早期から続いていて，ほかの疾患や薬物の影響で起きていないことが診断の基準となります。

### パーソナリティ障害の診断と分類

精神科医療における診断基準は米国精神医学会の診断マニュアル（DSM）に従うのが一般的で，現在は 2013 年に改訂された DSM-5 が活用されています。DSM-5 ではパーソナリティ障害全般の概念を「著しく偏った，内的体験および行動の持続的様式」と提示しています（**表 1**）[1]。

#### ≫ DSM-5 による分類

パーソナリティ障害に共通する特徴は，自分に強いこだわりをもっていて，とても傷つきやすく，対等で信頼しあった人間関係を築くことの障害といえます。先述した DSM-5 では，**表 2** のように，パーソナリティ障害をさらに特徴的な 3 つの障害群に分類しています[1,2]。

**表1** パーソナリティ障害の全般的診断基準

| | |
|---|---|
| A. | その人の属する文化から期待されるものより著しく偏った，内的体験および行動の持続的様式。この様式は以下の領域の２つ（またはそれ以上）の領域に現れる。<br>（1）認知（すなわち，自己，他者，および出来事を知覚し解釈する仕方）<br>（2）感情性（すなわち，情動反応の範囲，強さ，不安定性，および適切さ）<br>（3）対人関係機能<br>（4）衝動の制御 |
| B. | その持続的様式は柔軟性がなく，個人的および社会的状況の幅広い範囲に広がっている。 |
| C. | その持続的様式が，臨床的に著しい苦痛，または社会的，職業的，または他の重要な領域における機能の障害を引き起こしている。 |
| D. | その様式は安定し，長期間続いており，その始まりは少なくとも青年期または成人期早期にまでさかのぼることができる。 |
| E. | その持続的様式は，他の精神疾患の表れ，またはその結果ではうまく説明されない。 |
| F. | その持続的様式は，物質（例：乱用薬物，投薬）または一般身体疾患（例：頭部外傷）の直接的な生理学的作用によるものではない。 |

日本精神神経学会（日本語版用語監修），髙橋三郎・大野 裕（監訳）：DSM-5 精神疾患の診断・統計マニュアル. p301，医学書院，2014. より転載

A 群はオッドタイプやエキセントリックタイプとよばれ，非現実的な考えにとらわれやすく，風変わりで疑い深い特徴があります。B 群はドラマティックタイプとよばれ，劇的で変動の激しさがあり，気まぐれで華やかで衝動的な特徴があります。C 群はアンクシャスタイプとよばれ，自己主張は控えめで不安や緊張が強い特徴があります。

**表2** パーソナリティ障害の分類

| |
|---|
| **A 群（オッドタイプ：風変わりで疑い深い）** |
| 猜疑性／妄想性パーソナリティ障害（信じられない人々） |
| スキゾイド（統合失調質）パーソナリティ障害（親密な関係を求めない人々） |
| 統合失調型パーソナリティ障害（頭のなかで生きている人々） |
| **B 群（ドラマティックタイプ：気まぐれで華やかで衝動的）** |
| 境界性パーソナリティ障害（愛を貪る人々） |
| 自己愛性パーソナリティ障害（賞賛だけが欲しい人々） |
| 反社会性パーソナリティ障害（悪を生き甲斐にする人々） |
| 演技性パーソナリティ障害（主人公を演じる人々） |
| **C 群（アンクシャスタイプ：不安が強くて臆病）** |
| 依存性パーソナリティ障害（自分で決められない人々） |
| 強迫性パーソナリティ障害（義務感の強すぎる人々） |
| 回避性パーソナリティ障害（傷つきを恐れる人々） |

文献 1，2 を参考に作成

以上のように，DSM-5のパーソナリティ障害は主に10のカテゴリーで分類されていますが，互いに重複することが非常に多く，類似のものも多いことが指摘されています[3)]。例えば境界性が最も重複しやすいのは，演技性パーソナリティ障害で，次に多いのは依存性パーソナリティ障害です。境界性，自己愛性，回避性はほかのパーソナリティ障害との重複がきわめて多く，カテゴリー分類が難しい特徴があります。

## パーソナリティ障害の病因

病因は主に遺伝因子と環境要因が考えられています。一卵性双生児の研究では高い一致率が報告されており，特に反社会性パーソナリティ障害は血縁者に多くみられることが指摘されています。

### ≫ 精神分析学と愛着理論の視点

一方で，生まれ育った家庭，社会，文化の影響下で脳の神経回路が組織化される点から考えると，環境要因も検討する必要があります。精神分析学の見地では，幼児期早期に出会う重要他者として，母との安定した関係が形成されないことで自己の発達が十分になされず，未熟な防衛機制の段階にとどまり，適切な対人関係を構築できないことが指摘されています。精神分析学に影響を受けたジョン・ボウルビィは，幼児期早期の「母性的養育の剥奪」に着目し，発達早期に形成された愛着の個人差が，性格発達の基盤としてその後の生涯発達に影響を与えるとする愛着理論を提唱しています。愛着理論の実証的研究では，ストレスフルな状況下で乳児が愛着対象に対してどのような愛着行動を向けて，その対象をどのように安全基地として利用するかという個人差を測定し，愛着形成のスタイルを安定型，両価型，回避型の３つに分類しています。現在の愛着研究では，成人を対象とした成人の愛着理論が提唱されており，パーソナリティの発達に関する知見が報告されています[4)]。

### ≫ 成人における愛着理論の視点

成人の愛着理論では，乳幼児期の愛着形成スタイルに「見捨てられ不安（自己感が高いと見捨てられ不安は低い）」と「親密性の回避（他者感が高いと親密性の回避は低い）」の次元を組み合わせた安定型，とらわれ型，恐れ回避型，拒絶回避型の４つの愛着スタイルに分類されています。

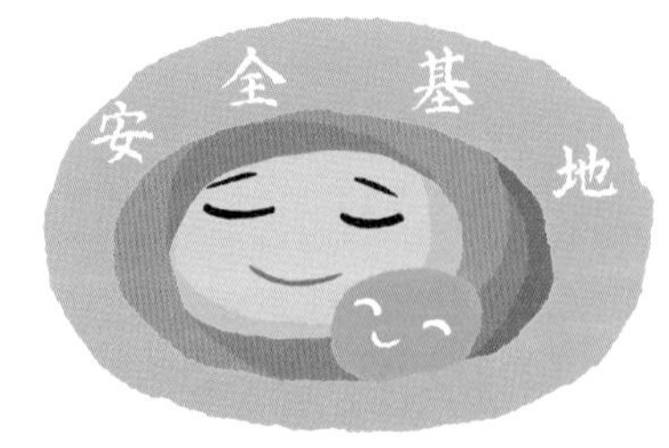


#### ▶安定型

不安が少なく回避もしていない健康な愛着スタイルである安定型は，他者を信頼してかかわることができ，親密な関係も築くことができ，自己も安定しています。

### ▶とらわれ型

不安が大きく相手にしがみつく愛着スタイルであるとらわれ型は，親密でありたいと強く願っている一方で，安心して離れることができず，自己否定的で他者からどう評価されるかということが気になり，拒否されたり見捨てられたりすることを過度に心配しています。

### ▶恐れ回避型

自己否定的で不安が高く，他者との関係を回避する愛着スタイルである恐れ回避型は，他者への評価も否定的であり「どうせ人は私を見捨てて去っていく」，「他者は怖い」ということを予期して親密な関係を回避する傾向にあります。

### ▶拒絶回避型

他者との距離を置く愛着スタイルである拒絶回避型は，不安は低く自己評価は肯定的である一方，他者への評価が否定的で人のことは信用できず，感情表現を抑えて自分を律しようとする傾向にあります[5)]。



## 発達障害との鑑別

### ≫ 発達障害との鑑別は極めて難しい

パーソナリティ障害のある人は対等で信頼のある人間関係を構築するのが難しく，社会性が低下するという特徴において，発達障害との鑑別が極めて難しくなります。成人の発達障害とパーソナリティ障害の関連において，幼少期には発達障害とみなされずに未診断・未治療で経過し，18 歳以降に軽度の高機能型発達障害を背景とした各種パーソナリティ障害の臨床像を呈する事例を衣笠らは「重ね着症候群」と命名しています[6)]。看護の臨床や教育の場で出会うトラブルメーカーや周囲の人と衝突しやすい人は，この重ね着症候群に該当する可能性が高いと考えられます（**表 3**）。

**表3** 重ね着症候群の定義

1. 精神科初診：18 歳以上の患者（広義には 16 歳以上）。一部に精神科受診の既往
2. 種々の精神症状，行動障害を主訴にして受診
3. 臨床診断としては，神経症，パーソナリティ障害，躁うつ病，統合失調症，依存などほとんどの精神科疾患をカバーしている
4. 精査を行うと，背景に軽度の高機能型発達障害が存在している（アスペルガー症候群のクライテリアを満たさない）
5. 高知能（IQ85 以上）のために達成能力が高く，就学時代は発達障害とはみなされていない
6. 一部に，児童，思春期に不登校や神経症，うつ状態，精神病様状態などの症状の既往がある。しかし発達障害を疑われたことはない
7. 小児期に発達障害が発見されて，成人に達した個人や，アスペルガーの診断基準を満たすものは「重ね着症候群」に該当しない

文献6より引用

## 2 パーソナリティ障害タイプ別の特徴

### パーソナリティ障害のタイプを知る重要性

先述した通り，パーソナリティ障害には主軸となるパーソナリティの傾向があるものの，そのほとんどが互いに重なり合っており，臨床像はさまざまな局面で流動するといえます。一方で，危機を乗り越える体験が得られた場合は，より安定したパーソナリティへと変容する可能性も秘めています。従って，パーソナリティ障害というレッテルを張ることを重視するのではなく，各タイプに基づく偏った行動様式の種類や程度の組み合わせを適切にアセスメントし，他者との信頼ある関係性を体験できるようなかかわりが肝要となります。

以下，パーソナリティ障害A，B，Cの３群ごとに，その特徴について解説します（**図1**）。

**図1** パーソナリティ障害A，B，C群の認知のイメージと特徴

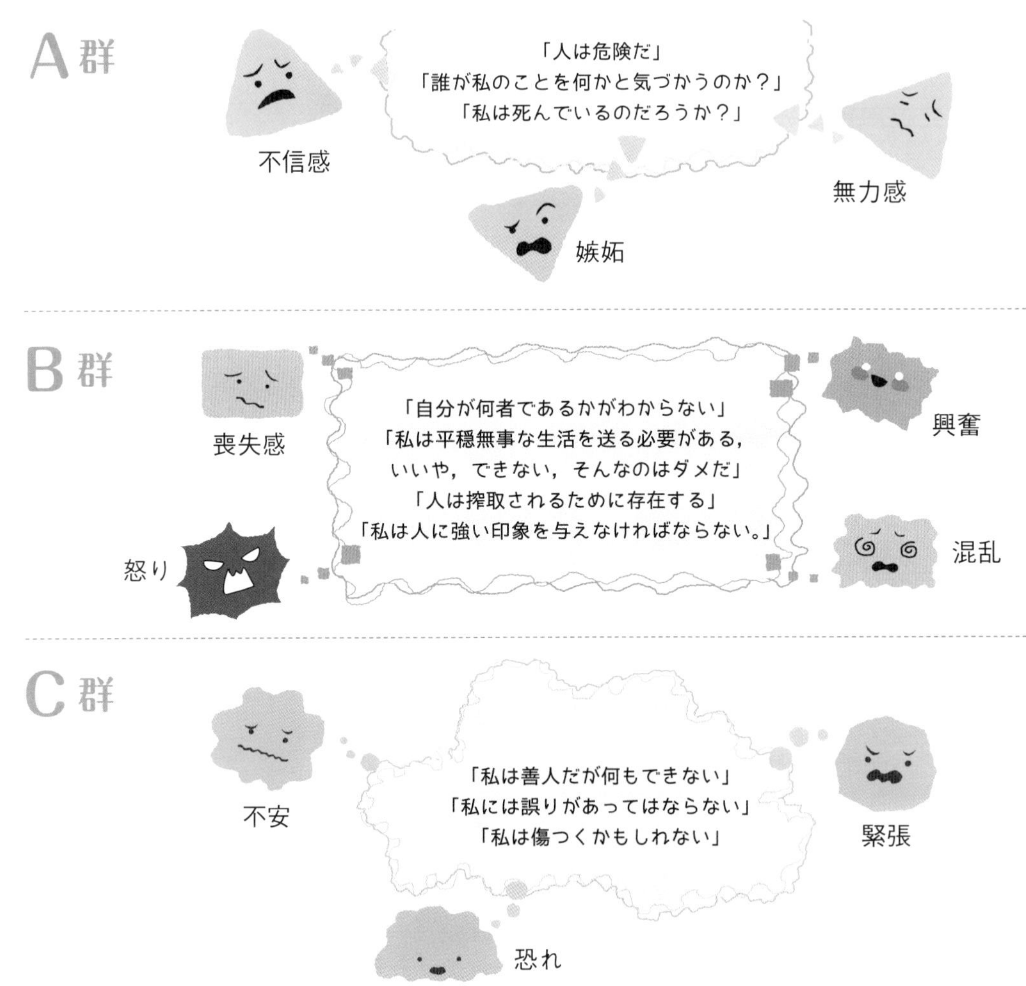

## A群（オッドタイプ）

### 猜疑性／妄想性パーソナリティ障害

広範な不信感や猜疑心が特徴です（**表4**）。妄想性パーソナリティ障害のある人は，人間を基本的にはよいものとしてみてはいますが，誠実さを疑っています。統合失調症の妄想型との鑑別が難しいですが，妄想性パーソナリティ障害では，統合失調症の妄想型に特徴的な一貫した妄想体系をもっているわけではありません[7-17]。

**表4** 猜疑性/妄想性パーソナリティ障害の特徴

| | |
|---|---|
| 疫学 | 推定有病率は0.5～2.5%（女性より男性に多い） |
| 認知の特徴 | 「私は傷つきやすい」，「人は危険だ」 |
| 成人の愛着スタイル | 拒絶回避型，とらわれ型 |
| 感情体験の傾向 | 冷たく，よそよそしく，無感動でユーモアがない。さらに深い感情体験，温かさ，情緒的な部分が欠けている。また，表現する感情は怒りと激しい嫉妬を特に体験しやすい傾向にある。 |
| 行動の特徴 | いつも周囲から感じる脅威に対して常に緊張している傾向にあり，用心深く，防衛的で，論争的な傾向にある。 |
| 対人関係の特徴 | 他人の動機に対して非常に疑い深く，仕事では自分の成果が他人から認められないと，他者に対する不信・被害感が強まり，他者が自分に対して陰謀をもくろんでいるなどの自己関係づけを中心とした一過性の妄想状態を呈する。 |
| かかわり方 | 彼らは他人など信じられないという確信を証明しようとして，無理な要求を持ち出し，それを拒むと裏切りとして受け止め，激しい怒りと復讐心を募らせる。従って，感情移入は避けて，わかりやすく一貫性を保ち，ほどよい距離をとってかかわるほうが良好な関係を構築できる。 |
| 強み | 猜疑心が強い傾向は，同時に他者の気持ちを鋭敏に察知し，気配りする能力に長けているといえる。そのため，交渉や政治的な駆け引きが得意であり，強みを生かした役割を担えると社会生活に適応できる。 |

### スキゾイド（統合失調質）パーソナリティ障害

非社交的で他者への関心が乏しいことが特徴です（**表5**）。スキゾイドパーソナリティ障害のある人は，社会的にも対人関係的にも孤立している点では，統合失調症の陰性症状と酷似しており，統合失調症との関連が深いといわれています。また，深刻な社会的交流の障害と情動的な行動と興味を示す特性から，ASDとの鑑別が難しいケースがあります[7-17]。

**表5** スキゾイドパーソナリティ障害の特徴

| | |
|---|---|
| 疫学 | 推定有病率は7.5%。性差ははっきりしない。 |
| 認知の特徴 | 「誰が私のことを何かと気づかうのか？」，「人生は退屈でありあまり楽しいものではない」 |
| 成人の愛着スタイル | 拒絶回避型，とらわれ型 |
| 感情体験の傾向 | 基本的には感情が乏しく，他者と親しくすることで自分が飲み込まれる不安感を抱いている。 |
| 行動の特徴 | ゆっくりと単調に話し，概して言動とともに非自発的な特徴がある。 |
| 対人関係の特徴 | 社交に関しては無関心で，孤独であることに満足している。孤独を追い求めることに没頭し，他人と打ち解けず引きこもりがちで，他人の感情や行動に反応することはめったにない。 |
| かかわり方 | 自我が脆弱で，不用意に接近されたり，あからさまな親しみを示されると，侵入を受けるような脅威を感じてしまうため，感情は抑え気味で慎重に時間をかけて関係性を築いていく必要がある。 |
| 強み | 読書や研究など，特定の精神活動を追及したり，孤独に耐えられる能力があるため，学問的研究や知的領域などで適応できる。 |

## 統合失調型パーソナリティ障害

会話が風変わりで感情の幅が狭く，しばしば適切さを欠くことが特徴です（**表6**）。統合失調型パーソナリティ障害のある人は，科学的に納得できない奇妙な信念をもっており，他人について極端な不安と同時に，分離され，孤立しており，慢性統合失調症や残遺型統合失調症との区別が難しいといわれています[7-17]。

**表6** 統合失調型パーソナリティ障害の特徴

| | |
|---|---|
| 疫学 | 推定有病率は3%。親族や両親が統合失調型パーソナリティ障害であることが多い。 |
| 認知の特徴 | 「人は私を見張っている」，「私は死んでいるのだろうか」 |
| 成人の愛着スタイル | 拒絶回避型，とらわれ型 |
| 感情体験の傾向 | 用心深い不安，侮辱されることによる自尊心の低下と無力感，他人への不信感を抱きやすい傾向にある。 |
| 行動の特徴 | 奇妙で風変り，奇異な話し方をする。行動は特徴的だが，支離滅裂ではない傾向にある。職を転々とすることが多い。 |
| 対人関係の特徴 | 強い社交不安の結果，孤独で友人はいたとしてもほんの少しであることが多い。彼らの生活は最底辺的なものとなり，自分の能力以下の仕事を求め，他人とのかかわりを必要としなくなる。 |
| かかわり方 | 非常に敏感で繊細であるため，前向きでポジティブなフィードバックをしながらかかわる必要がある。また，彼らの思いつきや信念に耳を傾けて，独創的なアイデアや着想を現実化できるようにサポートしていくことで強みが活かされていく。 |
| 強み | インスピレーションが豊かで，新しい着想や着眼点で物事を考えることができるため，強みを生かした役割や仕事を選ぶと社会生活に適応できる。 |

## B群（ドラマティックタイプ）

### 境界性パーソナリティ障害

感情や対人関係の不安定さ，衝動行為が特徴です（**表7**）。境界性パーソナリティ障害のある人は，対人関係や自己像，感情，行動などの個人的な機能の広範囲に渡る著しい不安定さによって特徴づけられ，その根底には深い愛情飢餓感と依存対象に見捨てられまいとする心理があると考えられています。こうした心理によって自傷行為や自殺企図といった行動化に至り，治療の契機となります[7-17]。

**表7** 境界性パーソナリティ障害の特徴

| | |
|---|---|
| **疫学** | 推定有病率は 1〜2%。20〜30 代の女性に多く男性の 2 倍。 |
| **認知の特徴** | 「自分が何者であるかがわからない」，「私は平穏無事な生活を送る必要がある，いいや，できない，そんなのはダメだ」 |
| **成人の愛着スタイル** | とらわれ型，恐れ回避型 |
| **感情体験の傾向** | 気分や感情の不安定さ，不適切で激しい怒り，無力，不機嫌，空虚な喪失感を抱いている。 |
| **行動の特徴** | 思考が急変しやすく衝動的で，操作的行動，逸脱行動，自殺企図などを呈する特徴がある。 |
| **対人関係の特徴** | 友人や初対面など限られた時間では，表面的にはむしろ優等生的な応対ができるが，身近な他者，関係の深まった治療者に対しては，適切な距離を保つことが難しい特徴がある。 |
| **かかわり方** | 気分においても周囲の人への態度においても目まぐるしく変化しやすい特徴があるため，いいときも，悪いときもできるだけ一定の態度で接し，一喜一憂しすぎたり，同情したりせずに，むしろ本人の気分のベクトルを打ち消す方向に冷静な視点で言葉をかけることが重要となる。長く変わらない気持ちで接し続ける人がいるという体験をもてることが何よりの援助となる。また，限界を設定しながら冷静に一貫した態度を保つことが重要で，特に自殺企図に対しては時間をかけて話し合い，行動の制限を守るようかかわることが必要。 |
| **強み** | 他者の心を察知する鋭い感性があり，無垢で純粋なものを求めているため，世俗の不条理や権力に屈することなく社会の虚偽粉飾を暴いたり，マンネリ化を打ち破るなどの独創性がある。 |

### 自己愛性パーソナリティ障害

傲慢・尊大な態度を見せ自己評価に強くこだわるのが特徴です（**表8**）。自己愛性パーソナリティ障害のある人は，自己や他者についての歪んだ関心パターンが認められています。自分は特別な存在であり，それにふさわしい華やかな成功をいつも夢見ており，特別な存在である自分に，他人は便宜を図ったり，賞賛したり，特別扱いするのが当然だと考えています。一方で，肥大した理想と釣り合わない外界の状況から引きこもり，うつ状態，対人恐怖，心気症に陥ることも多く，大うつ病の 2 割近くに自己性愛パーソナリティ障害が認められるといわれています[7-17]。

**表8** 自己愛性パーソナリティ障害の特徴

| | |
|---|---|
| 疫学 | 臨床的母集団では2〜16%。一般人口では1%未満ではあるが増加傾向にある。 |
| 認知の特徴 | 「私は特別で唯一の存在で，私がそれらを手に入れたかどうかにかかわらず，特別な権利と特典を与えられている」 |
| 成人の愛着スタイル | とらわれ型，恐れ回避型 |
| 感情体験の傾向 | 周囲に発する自信，批判に対して憤怒する一方で，周囲の人からの批判に脆弱で逃れられないと悟ると，すべてが台無しになったような思いにかられ，抑うつを体験することもある。 |
| 行動の特徴 | 自己中心的で尊大，我慢ができず，横柄であるのが特徴。 |
| 対人関係の特徴 | 世渡り上手ではありますが，共感性に乏しく，自己満足のために他人を使う傾向にある。共感性の乏しさや搾取的な態度から，虐待や攻撃に手を染めることもあり，反撃されにくい弱者を対象にするのが特徴。 |
| かかわり方 | 嫌な側面は目をつむり，義務や道理を説くよりも不安や嫉妬心，功名心を刺激するのが有効である。基本的には小心で，嫉妬深く，負けん気が強いので，さりげなく行動しなかった場合に生じる不利益な事態について触れたり，競争心をつつくと動機付けとなる。 |
| 強み | 第一印象では非常に魅力的で，口が達者で能力も高く，自信に溢れているようにみえるので周囲の人からは好感をもたれることが多い。根底では他者に賞賛されることを願っているので，成功するための努力も惜しまない。そのため，起業して成功したり，社会的に高い地位を得ることもある。 |

## 反社会性パーソナリティ障害

反社会的で衝動的，向こうみずの行動が特徴です（**表9**）。反社会性パーソナリティ障害のある人は，社会規範に反する行動を良心の呵責なく行い，自己の利益や都合を追求する傾向にあり，受診することは少なく，犯罪を契機に障害が浮き彫りとなるケースが多いといわれています。反社会性パーソナリティの原初の概念は，犯罪精神医学や犯罪心理学で用いられている「サイコパス（psychopath）」であり，反社会性傾向は自己愛傾向とともにDark Triad（ダークトライアド）※と総称されています。診断されるには少なくとも18歳以上で，15歳以前に他人を傷つけたり，物を盗んだりといった素行が出現していたことが要件となります[7-17]。

※ Dark Triad（ダークトライアド）：社会的に望ましくないとされるパーソナリティであるサイコパシー傾向（反社会性傾向）・ナルシシズム傾向（自己愛傾向）・マキャベリアニズム傾向を総称した概念であり，冷淡な感情や対人操作性が共通しているといわれている。マキャベリアニズムは，他者操作的な対人戦略の重要性を説いたイタリアの思想家マキャベリに由来しており，サイコパシー傾向との類似性や特徴について研究が進められている[18,19]。

**表9** 反社会性パーソナリティ障害の特徴

| | |
|---|---|
| 疫学 | 推定有病率は男性 3%，女性 1%。男性の場合，学童期から問題行動が出現していることが多く，両親の離別や情緒不安定で経済的に恵まれず，不遇な生活史を経験していることが多いといわれる。 |
| 認知の特徴 | 「自分はずる賢く，欲しいものは何でも手に入れる権利がある」，「人は搾取されるために存在する」 |
| 成人の愛着スタイル | とらわれ型，恐れ回避型 |
| 感情体験の傾向 | 浅薄で，罪悪感や恥，良心の呵責をほとんど感じない傾向にある。また，退屈や抑うつ，欲求不満に耐えることができないため，興奮を追い求めやすい傾向にある。 |
| 行動の特徴 | 衝動的な怒り，敵意，滑稽さがあり，社会規範が守れず，盗みや暴力などで逮捕されることが少なくない。 |
| 対人関係の特徴 | 好戦的なまでに敵対的であり，非常に競争的で，共感性を欠き，人を信用しないため長期的な人間関係を維持することは難しい。 |
| かかわり方 | 幼少期より周囲の人から否定され続けた人生を歩んでいることが少なくないため，先入観を排除し，否定的な対応はなるべく避けてニュートラルに接することが基本。 |
| 強み | 危険に対して不安を感じにくく，そうした興奮を求めずにはいられないため，それを危険が伴う仕事へと昇華することで社会への貢献となりえる。 |

## 演技性パーソナリティ障害

他者の注目を集める派手な外見や演技的行動が特徴です（**表10**）。演技性パーソナリティ障害のある人は，自分が空想する幻の自分をつくり出し，それで勝負しようとしており，その空想のなかの自分が現実の自分であるかのように錯覚しているため，空想と現実とのギャップが生じてしまいます。そのギャップを演技や嘘で穴埋めしようとするため，過度

**表10** 演技性パーソナリティ障害の特徴

| | |
|---|---|
| 疫学 | 推定有病率は2〜3%。女性に極めて多いとする一方で，男女差はないとする知見もある。 |
| 認知の特徴 | 「私は人に強い印象を与えなければならない」 |
| 成人の愛着スタイル | とらわれ型，恐れ回避型 |
| 感情体験の傾向 | 大げさな感情の表出，拒否されることへの不安，情緒不安定さを感じやすい傾向にある。 |
| 行動の特徴 | 魅力的でドラマティックで表現力に富んでいるが，要求がましく，わがままで，気まぐれな特徴がある。 |
| 対人関係の特徴 | 見せびらかすようでうわついており，注意を引くような操作的な態度が目立つ。また，共感性は欠如しやすい。 |
| かかわり方 | 関係を維持するためには，その演技や嘘に気づいても，それを面と向かって指摘しないのが原則だが，当人にメリットや満足ばかり与えられることがないように，注意深く配慮してかかわっていく必要がある。また，本人を咎めるのではなく，行動の裏にある意味に注意を向け，その愛情と関心を求める行為であることを健全な形で満たすように根気よく接する必要がある。 |
| 強み | 周囲の人の注意を引きつける態度に特徴づけられるため，自分を中心とした環境下ではリーダーシップを発揮したり，役者やプレゼンテーション能力を求められる職業などで活躍する。 |

な感情表出と注意を引きつけようとする態度によって特徴づけられます。鑑別では自己愛性パーソナリティ障害が問題となります。演技性パーソナリティ障害では他人を魅了し，関心や注意を引くためになら自分を貶めるようなことや傷つけることも平気で実行してしまいます。そのため，自己愛性よりも不安定な要素を含んでいるといえます[7-17]。

## C群（アンクシャスタイプ）

### 依存性パーソナリティ障害

他者への過度の依存，孤独に耐えられないことが特徴です（**表11**）。依存性パーソナリティ障害のある人は，自分を無力な存在だと考えているため，他者に対して過度に依存し，世話をしてもらいたいという欲求が過剰で，いつも他者に従って行動します。また，他者からの支持や承認を失うことを恐れて，他者との意見の相違を表明することを避けて従順に従い，自己主張をしないため，身体的もしくは精神的な虐待を受けることが少なくありません[7-17]。

**表11** 依存性パーソナリティ障害の特徴

| | |
|---|---|
| 疫学 | 推定有病率は0.6%。女性が男性に比べて多い。 |
| 認知の特徴 | 「私はよい人だが何もできない」 |
| 成人の愛着スタイル | 恐れ回避型，拒絶回避型 |
| 感情体験の傾向 | ストレス下では不安や臆病や悲しさを感じ，ときに抑うつ的となることもある。 |
| 行動の特徴 | 従順，受動的，自信のなさ，非主張的で自己の行動や判断が正しいことを確かめるために，他人に必要以上に助言を求める。 |
| 対人関係の特徴 | 1人の人と長く関係を維持して仕えるのが特徴的。 |
| かかわり方 | 他者を気づかったり，尽くさないと落ち着かない特性であるため，人に奉仕する仕事で社会に貢献できる。 |
| 強み | すぐに答えを求めてきたり，判断をゆだねる傾向にあるため，自分で決断し，1人でやり抜く体験を積むために無用な代理をしないよう注意する必要がある。また，自己決断するトレーニングを段階的に重ねる体験をもてるようかかわっていくことが本人の生きづらさの緩和へとつながる。 |

### 強迫性パーソナリティ障害

融通性がなく，一定の秩序を保つことへの固執（こだわり）が特徴です（**表12**）。強迫性パーソナリティ障害のある人は，楽しむよりも予定通りに物事を進めることを優先する特徴があり，秩序，計画，予定，規則，しきたりへのこだわりが強く，それを完璧にやり遂げようとするあまり，生活に支障をきたしてしまいます。強迫観念や強迫行為を特徴とする強迫性障害を合併することはありますが，強迫性パーソナリティ障害のある人のこだわりは，特定の行為や観念に関するものではなく，生活や行動のスタイルや価値観に関するものです[7-17]。

**表12** 強迫性パーソナリティ障害の特徴

| | |
|---|---|
| 疫学 | 推定有病率は2.1%。女性より男性に多い。 |
| 認知の特徴 | 「私には誤りがあってはならない」,「規則を守り,公正で,礼儀正しくなければならない」 |
| 成人の愛着スタイル | 恐れ回避型,拒絶回避型 |
| 感情体験の傾向 | 温かさや優しさといった親密な感情を表現しづらく,怒りや欲求不満に関しては率直に表出する。 |
| 行動の特徴 | 頑固で完璧主義,社会的慣習や価値観に対して過度に融通が利かない傾向にある。 |
| 対人関係の特徴 | 同僚と部下には独裁的で,目上の人には経緯を払う。また,礼儀正しく忠実だが,自分と同じやり方でない限り仕事を任せることができない特徴もある。 |
| かかわり方 | 自分のこだわりに関して融通が利かないため,責任の範囲や役割分担を明確に決めてかかわることが原則であり,決めた範囲内で本人の完璧主義や支配欲求を満たせるよう見守り,周囲の人への強要を防ぐかかわりが必要となる。また,物事に対して一面的な見方しかもてないので,ほかにも多くの選択肢があることや,物事の良し悪しは多面的であると視点を変えていけるようにかかわっていくことが大切。 |
| 強み | 責任感や正義感が強く,他人に対する責任を優先しようとするため,社会人としては信頼されやすい傾向にある。 |

## 回避性パーソナリティ障害

自己にまつわる不安や緊張が生じやすいことが特徴です(**表13**)。回避性パーソナリティ障害のある人は,臆病で過剰な劣等感を抱いており,傷つくことを恐れる気持ちが強すぎて,他者とのかかわりや課題への調整を避けてしまう傾向にあります。社会参加に消極的となり,登校拒否や引き込もりへと至るケースも多々あります[7-17]。

**表13** 回避性パーソナリティ障害の特徴

| | |
|---|---|
| 疫学 | 推定有病率は1〜10%。男性より女性に多い。 |
| 認知の特徴 | 「自分は無力で拒否されるのが怖い」,「私は傷つくかもしれない」 |
| 成人の愛着スタイル | 恐れ回避型,拒絶回避型 |
| 感情体験の傾向 | 他人からの無条件の賛同を得ることがほとんどないため,孤独や緊張を感じている。過度の用心深さと敏感さで恥をかくことや避難されることを特に恐れている。 |
| 行動の特徴 | 他者からみると,心配性でぎこちなくみえる。一定の職業に従事するが,新しい活動に参加しようとする積極性はない。 |
| 対人関係の特徴 | 内気で気をつかい,用心深く他者を試す傾向にあり,他者からの受容を望んでいる一方で距離を保つため,親密な関係は親族以外に構築されにくい特徴がある。 |
| かかわり方 | 作業に根気よく取り組み続けられる傾向にあるため,黙々と自分のスタイルで作業に打ち込むことができると環境に適応できる。 |
| 強み | 彼らが意思表示をするのを待ち,耳を傾け,尊重することで主体性を促進させるかかわりが原則。回避的な行動が長引いている場合は引きこもりへと至る恐れもあるため,問題に対するほかの選択肢を提示し,本人の追い詰められ感を緩和させるかかわりが重要。 |

# 3 パーソナリティ障害への対応と予防

## パーソナリティ障害と発達障害

結局のところ，パーソナリティ障害とは，社会や周囲の人から自分を守るための防衛反応なのではないかと考えられます。“人を疑うこと”は騙されたときのダメージを軽減させるためかもしれませんし，“人を試すこと”は自分を傷つけない人だけをふるいにかけたいのかもしれません。自分は優れていると思うのも，責任から回避したり，依存したりするのも，自分の弱さをみたくないからなのかもしれません。発達障害のある子どもは虐待されることが多いといわれています。虐待とは“母性的養育の剥奪”にほかなりません。もし，親からの虐待がなかったとしても，学校の友達や先生などの周囲の人からの無理解は，発達障害のある人の心に大きな傷を与えることになるでしょう。そうしたなかで，自分を守ろうとして，パーソナリティ障害に至ってしまうことは想像にたやすいです。

もし，パーソナリティ障害が自己防衛であると解釈するならば，その基本的な対応として，**批判や非難をしないことが最も大切なこと**になります。自我を脅かさない人，見捨てない人，弱さを受け入れてくれる人として，接していくことが求められるでしょう。社会生活や日常生活におけるさまざまな問題は，発達障害の特性や二次障害が原因となって生じることです。特性によるさまざまな問題を，その人の努力不足や責任と考えないことが，発達障害のある人への対応として大切なことなのです。

### ≫ 二次障害の予防

二次障害が発現してしまっているということは，それだけ自尊心が下がっている状態であるということです。ですので，単純に自尊心が下がらないように接するのではなく，自尊心が高まるように働きかけていく必要があります。これは東田氏のいうように，なんでも褒めればよいというものではないため（「“みえにくい”困難さ，生きづらさ」，p43），非常に難しい対応となります。こうした低下した自尊心を高める方法として有効と考えられるのが，集団療法やピアサポートグループへの参加です。同じ障害のある仲間と接することで，自分だけが悪いわけではないことを知ることができ，さらに仲間として受け入れられたという体験を得ることができるからです。

発達障害は一生涯つきあっていかねばならない障害です。周囲の人の無理解により，どの年代でおいても二次障害は発現してしまいます。二次障害が発現してしまうと，本人だけでなく周囲の人も苦しくなってしまうでしょう。そのため，発達障害のある人に対する十分な理解を示し，二次障害が起こらないようにしていくことが大切です。

## ≫ 予防のために理解しておくべきこと

二次障害を予防するうえで最も大切なことは，周囲の人が発達障害を理解することです。発達障害にはどのような特性があるかを知り，その特性が単純な努力で克服できるものでもないことを理解することが，二次障害を予防するための第一歩です。当事者が幼少期の頃，あるいは学童期のころまでに，当人の発達を支える周囲の人たちがその特性に気づき，早くから発達障害を踏まえた対応や特別支援，ペアレントトレーニングなどが行われれば，二次障害が生じる可能性を減じることができるかもしれません。しかし，現実としては，発達障害という概念が浸透し，サポートが必要な障害であるという認識が一般に広まってからそう長くはありません。発達障害があることを気づかれずに成人期を迎える人も少なくなく，適切な対応がとられていなかった場合には，これまで述べたような葛藤や悪循環，二次障害が起こりやすくなっています。そして，発達障害のある人を理解して対応するためには，その人の障害特性を知れば終わりということはありません。当人たちがどのようなことを思い，どのようなことに悩み，どのような生きづらさを抱えているのかを知って，はじめて二次障害を予防するための理解になります。

## ≫ 1人ではなく全体での支援で

二次障害はもちろん“生じさせてはならないもの”ではありますが，そのことにこだわりすぎると，接することを恐れたり，犯人探しになったりと，不自然な接し方になってしまう可能性があります。どれだけ発達障害のある人のことを考え，気持ちに寄り添い，支持的な環境を整えたとしても，二次障害が発生することはありえます。それは発達障害があることで，皆ができているのに自分だけができないことがあり，劣等感を抱えてしまうからです。自分が「普通ではない」と感じれば，自尊心が低下し孤独感を抱くことになります。それ以外にも，発達障害のある人は脳や遺伝子の脆弱性をもっているともいわれています。そのため，かかわりのなかで，二次障害が発現してしまうこともあるでしょう。しかし，そのことに過度にとらわれてはいけません。犯人探しをしたり罪悪感から接することを辞めてしまったりすることのほうが二次障害を悪化させてしまうからです。

二次障害の予防は1人でできるものではありません。仮に，本書を読まれている貴方が発達障害のある人を理解し，その思いに寄り添うことができたとしても，貴方以外の人間からの心ない言葉で傷つき，二次障害が発現することは十分にありえます。二次障害とは周囲全体との相互作用のなかで生まれてくるものであるため，全体を取り巻く支援環境を構築していく必要があるのです。

### 文献


1）日本精神神経学会（日本語版用語監修），髙橋三郎ほか訳：DSM-5 精神疾患の分類と診断の手引き，医学書院，東京，2014.
2）岡田尊司：パーソナリティ障害がわかる本，「障害」を「個性」に変えるために，ちくま文庫，東京，2014.
3）町沢静夫：人格障害とその治療，創元社，大阪，2003.
4）市川玲子ほか：パーソナリティ障害傾向とアタッチメント・スタイルとの関連 - 横断研究による精神的健康への影響の検討，パーソナリティ研究，25（2），112-122，2016.
5）中尾達馬：成人のアタッチメント　愛着スタイルと行動パターン，ナカニシヤ出版，京都，2012.
6）衣笠隆幸ほか：重ね着症候群とスキソイドパーソナリティ障害 - 重ね着症候群の概念と診断について - 精神神経雑誌，109（1），36-44, 2007.
7）A・T・ベックほか著，井崎ゆみ子訳：パーソナリティ障害の認知療法　全訳版改訂第 2 版，岩崎学術出版社，東京，2011.
8）ダニエル・ネトル著，竹内和世訳：パーソナリティを科学する 特性 5 因子であなたがわかる，白揚社，東京，2019.
9）GO ギャバード著，舘哲朗監訳：精神力動的精神医学③臨床編：Ⅱ軸障害その臨床実践 DSM- Ⅳ版，岩崎学術出版社，東京，1997.
10）喜入暁：DarkTriad と 5 因子性格モデルとの関連，法政大学大学院紀要（76），49-54，2016.
11）マイケル H ほか著，井上果子ほか訳：パーソナリティ障害：治る人，治らない人，星和書店，東京，2010.
12）野村総一郎ほか：標準精神医学　第 4 版，医学書院，東京，2009.
13）野崎泰伸：境界性パーソナリティ障害の生涯学，現代生命哲学研究，第 3 号，15-30, 2014.
14）岡田尊司：パーソナリティ障害いかに接し，どう克服するか，PHP 研究所，東京，2004.
15）岡田尊司：生きるのが面倒くさい人　回避性パーソナリティ障害，朝日新聞出版，東京，2016.
16）レン・スペリー：パーソナリティ障害：診断と治療のハンドブック，金剛出版，東京，2012.
17）高岡健：人格障害論の虚像，ラベルを貼ること剥がすこと，雲母書房，東京，2003.
18）丹野義彦：性格の心理：ビッグファイブと臨床からみたパーソナリティ（コンパクト新心理学ライブラリ：5），サイエンス社，東京，2003.
19）中村敏健ほか：マキャベリアニズム尺度日本語版の作成とその信頼性・妥当性の検討，パーソナリティ研究，20（3），233-235，2012.

# 3章

# 基本対応

発達障害の特性を踏まえて
基本となる実際の対応方法について
押さえていきましょう

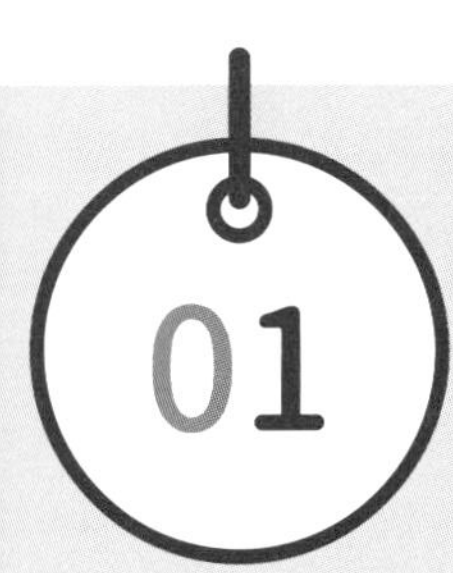

# 課題別にひもとく発達障害の特性と対応

北川 明

## ASDとADHDの関連特性に焦点をあてて

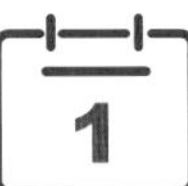

## 優先順位を判断できない／マルチタスクに対応できない

### 対応の基本

発達障害は脳の機能障害であり，情動，認知，行動といった多くの領域に影響が出る障害です。そのため，社会生活を営むうえでさまざまな困難が生じます。例えば，自閉スペクトラム症（ASD）であれば，社会的交流において相手の発言の意図を理解できなかったり，言語的･非言語的コミュニケーションの解釈や使用方法が独特であったりするため，勉強や仕事を他者と協力して進めていくことが困難です。また，注意欠如・多動症（ADHD）であれば，不注意や多動性から忘れ物が多く，課題を忘れたり，仕事をミスしたりすることも増えるため，学業や仕事だけでなく日常生活にもさまざまな不都合が生じることでしょう。限局性学習症（SLD）においても日常生活の多くの場面で必要とされる読み，書き，計算に障害があるため，ちょっとした事務手続きなどが上手くできず，社会生活のなかで困難が生じやすくなります。

発達障害は一見してわかる障害ではないため，「なぜ，あの人はこんなこともできないのか？」，「なぜ，あの人は何度注意されても同じ間違いを繰り返すのか？」と，周囲の人間には困惑が生じやすいです。さらに，何度声をかけても一向に改善されないことへの徒労感や，フォローをし続けなければならない不公平感などから，発達障害のある人に対するイライラや不満へとつながっていくことがあります。

#### ≫ 本人の行動を変えさせようとすることではない

前章でも述べてきたように，発達障害は脳の機能障害であり，治療により「治る」というものではありません。その特性は，さまざまな訓練や適応によりみえにくくなったとしても，完全になくなりはしません。そのため，発達障害のある人に対して，「もう少し発言の意図を汲んでくれ」,「ミスをなくしてくれ」と注意し，本人の努力を促したとしても，改善できないことのほうが多いです。何度も注意され，「できないできない」と繰り返し言われ続けるうちに，発達障害のある本人も，「なぜ自分はこんなことができないのか」という気持ちになって自己肯定感が下がり，気分障害などの二次障害が発生してしまうことも少なくありません。二次障害には至らなくとも，周囲の人にいじめられているなどの被害的感覚をもち，通常の助言すら受け入れる余地がなくなってしまうこともあります。

よって，発達障害のある人とともに勉強や仕事をしていくためには，周囲の人も発達障害を理解し，その対応方法を学んでいかなければ，問題が解決されないまま，誰もがストレスを抱える状況になってしまいます。発達障害のある人への基本的な対応は，教育や指導で本人の行動を変えさせようとするのではなく，さまざまなツールを使い，周囲の人からの協力のもと，特性による困難をカバーする方法を見出すことになります。

本章では発達障害，なかでもASDとADHDに焦点をあて，学校と職場それぞれでよくある事例とその接し方について解説していきます。



## 優先順位を判断できないことへの対応（ASDの場合）

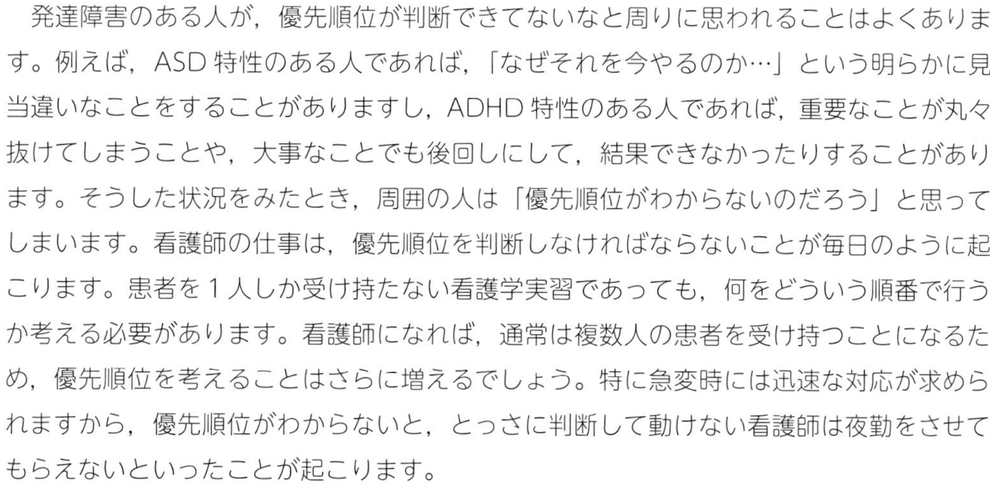

発達障害のある人が，優先順位が判断できてないなと周りに思われることはよくあります。例えば，ASD特性のある人であれば，「なぜそれを今やるのか…」という明らかに見当違いなことをすることがありますし，ADHD特性のある人であれば，重要なことが丸々抜けてしまうことや，大事なことでも後回しにして，結果できなかったりすることがあります。そうした状況をみたとき，周囲の人は「優先順位がわからないのだろう」と思ってしまいます。看護師の仕事は，優先順位を判断しなければならないことが毎日のように起こります。患者を1人しか受け持たない看護学実習であっても，何をどういう順番で行うか考える必要があります。看護師になれば，通常は複数人の患者を受け持つことになるため，優先順位を考えることはさらに増えるでしょう。特に急変時には迅速な対応が求められますから，優先順位がわからないと，とっさに判断して動けない看護師は夜勤をさせてもらえないといったことが起こります。

**よくある場面 1** 受け持ち患者のバイタルサインの測定に行こうとしていたときに，他患者からのナースコールに対応した

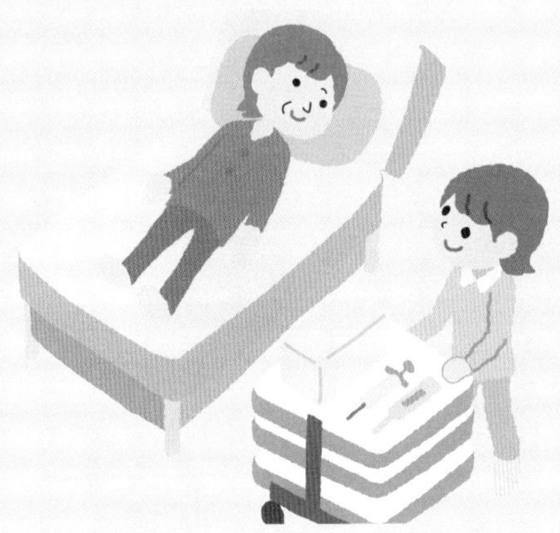

**1.** 受け持ち患者のＡさんのところにバイタルサイン測定をしにいく最中（Ａさんはこれから手術出しがあり，バイタルを測定しておかなければならない）。

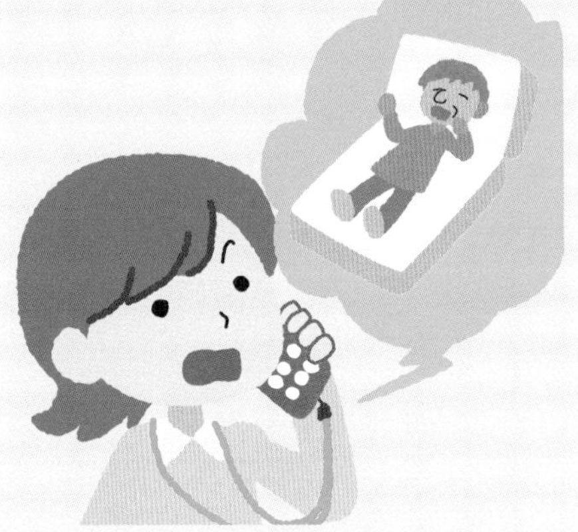

**2.** ナースコールでお風呂場まで連れて行って欲しいとＢさんから要望がある。PHS にかかってくる。

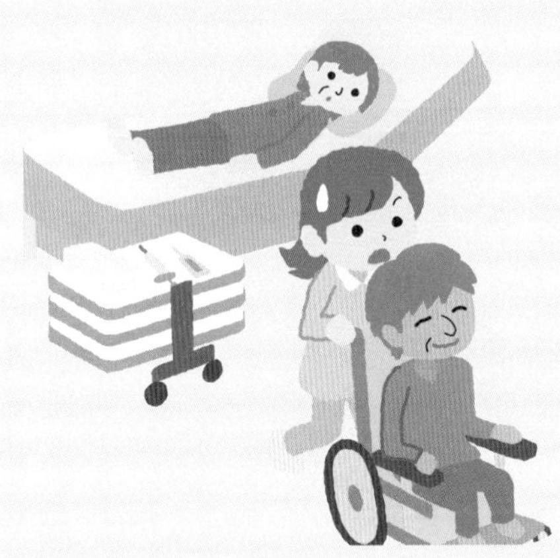

**3.** バイタルサインは後回しにして，車椅子でＢさんをお風呂場まで連れて行く。

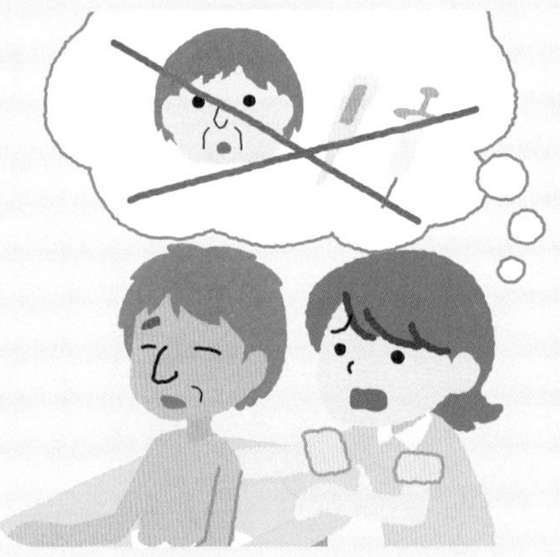

**4.** そのままＢさんの入浴の手伝いに入ってしまい，Ａさんのバイタルサイン測定を忘れてしまう。

**図1** よくある場面1に関係するASDとADHDの特性

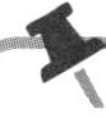

"関係する ASD の特性"

❶ 全体を俯瞰して総合的に判断することが苦手
❷ 一度覚えると，こだわりから変更できない
❸ 行っていた作業を中断されると，元の作業にもどれなくなる

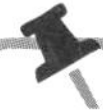
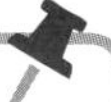

"関係する ADHD の特性"

❹ ナースコールによって，それまでしようとしていたことを忘れてしまう
❺ 衝動性から，よく考えずに判断してしまう

では，**よくある場面1**の事例での対策を考えてみましょう。まずは，どのような理由でバイタルサインを後回しにしたかを確認する必要があります。発達障害のある人への対応を考える際は，どのような場合においても，その人が何を苦手とし，何を得意としているかを把握することが重要です。どれだけ努力してもできないこともあれば，訓練で対応できることもあります。本人と話し合いながら，対策を考えていくことが対応の基本です。

この事例に関係するASDの特性として，**図1の❶**にある全体を俯瞰して総合的に判断することが苦手ということがあります。ASD特性のある人は，全体よりも細部に注意が向くという傾向があります。そのため，これからどんなことが起きるかを予測することも苦手です。これから何が起こるか予測できなければ，当然何が一番に必要かも判断できません。この全体を俯瞰してみることが難しいという特性が，優先順位を判断することが苦手ということにつながっていきます。

## ルール化による対策

**図1**にある❶のように総合的に判断するのが苦手であるならば，**本人自身に判断はさせずに，リーダーや先輩ナースが判断する**ということが考えられます。勤務体制においてパートナーシップを取り入れているのであれば，パートナーが指示をしたり分担したりするという対策もあります。誤った判断は患者の危険につながることがあるため，勝手に判断するのではなく何事も相談するということをルール化しておくと確実です。もし，毎回ルールを確認する時間がないなどの理由により，本人に判断してもらわなければならないのであれば，優先順位決定のためのルール表（**表1**）や判断のためのフローチャートなどを作成して渡すのが望ましいです。

**表1** 優先順位決定のためのルール表

| 優　先　度 | 内　　容 |
|---|---|
| 最優先 | 心肺停止，モニターアラーム，患者の転倒・転落 |
| 優先的に取りかかる必要あり | 患者のバイタル測定，投薬，ナースコール（気分不良） |
| 通常 | 検査出し，清拭 |
| 通常の仕事のあとでよい | 看護記録 |

※表中にない業務については，リーダーに確認する

このような表を細かく作成することにより，日常的に出現する業務については，ある程度は判断できるようになるでしょう。ただし，言語的コミュニケーションの障害から，書いてあることをそのまま読み取ってしまうため，**詳細かつ具体的に記載していなければ，かえって動けないということがあります**。本人とよく話し合いながら，本人が誤解しないものを作成していく必要があります。

## 以前の指導にとらわれることへの対策

次に**図1**にある❷のように，ASD 特性のある人は，一度覚えたことをなかなか変更することができないという特性をもっています。以前に患者対応を丁寧にするように教えられていたため，優先順位を誤ることがあります。入職時に，教育担当者から「患者さんの訴えを第一に考えましょう」などと言われていれば，患者の訴えを最優先するということもあるでしょう。ASD には，言葉の使い方やイントネーションが独特であったり，比喩や曖昧な言葉が苦手であったりというコミュニケーションの障害があります。そのため，“言われたことを言葉のまま受け取る”ということが多く，社交辞令を本気にしてしまうことも少なくありません。本人にしてみれば，訴えを大事にしなさいと言われているから，ナースコールにすぐに対応したのであり，決して自分が判断を誤っているとは考えません。このようなときに，「その優先順位はおかしい」と指摘されたとしても，本人にとっておかしいのは最初に「患者さんの訴えを第一にしましょう」と言った教育担当者のほうであり，「自分はその指示を遵守しただけ。理不尽に叱られている」と感じるでしょう。

また，発達障害のある人が仕事を失敗するのは，本人の努力不足やサボりが原因ではなく，発達障害の特性によります。そのため，いくら叱責されても改善することは難しく，本人の自尊心を下げるばかりです。仮に優先順位判断の失敗があったとしても，叱責したり，強い言葉で注意したりするのではなく，このようなときは具体的にこうするというように，**新たなルールを用いて指導します**。この事例の場合であれば，「患者さんの訴えよりも優先しなければならないこともある」と説明していきます。

## ワーキングメモリ機能を考慮した３つの対応方法

**図１**にある❸ですが，ワーキングメモリ機能が弱い場合に起こりがちです。ワーキングメモリ機能が弱いと，作業を中断したとき，前にどこまで何をしていたのかわからなくなることがあります。この事例では，バイタルサイン測定をしにいく途中であることや，その前の手術出しがあることを忘れてしまった可能性があります。ワーキングメモリ機能が原因の場合は，優先順位の問題というよりも，マルチタスク，複数の課題がある多重課題という状況そのものが苦手になります。たとえ優先順位の判断がある程度つくようになっても，複数の仕事が重なった場合には，何をしなければならないのかを全部覚えておくことが難しいため，何かしら抜けてしまうことがあるでしょう。ワーキングメモリ機能が弱い場合は，次の３つの方法で対応していきます。

### ▶方法１：補助的なツールで補う

１つ目は，補助的なツールにより，ワーキングメモリ機能を補う方法です。何をしていたか忘れてしまうのであれば，常にメモを取る，スマートフォンのアラーム機能を使うなど，苦手な部分を何かほかのもので補うように指導します。この事例の場合においては，バイタルサイン測定を中断するのであれば，バイタルサイン測定を中断したことをメモに取る，中断したことをほかの看護師に伝えるなどの方法が考えられます。

### ▶方法２：１つずつこなしてもらう

２つ目は，仕事を１つずつこなしてもらう方法です。１つの仕事が終わったのを見届けて次の仕事を指示すれば，マルチタスクの状況になりませんし，優先順位に悩むということもありません。もし，複数の仕事を一度に指示しなければならない場合は，仕事がリスト化された紙面を用意してあげましょう。ワーキングメモリは短期記憶にもかかわるものですから，口頭の指示をすべて覚えておくことは困難なのです。この事例の場合であれば，何かをしている最中はナースコールに対応しないということもあるかと思います。

### ▶方法３：普段から鍛える

３つ目は，普段からワーキングメモリ機能を鍛える方法です。CogMed※のようなワーキングメモリトレーニングプログラムを利用するとワーキングメモリ機能が改善するといわれています。また，運動しながら頭のなかで計算をするなど，身体の動きと知的活動を同時に行う“デュアルタスク“を実施することで認知機能が向上するといわれており，ワーキングメモリ機能の向上が期待できます。このようにワーキングメモリ機能を鍛えていくことで，少しずつ実施していたことを忘れなくなったり，マルチタスクに対応しやすくなったりしていきます。ただし，即効性はないため，補助的なツールを使いつつ訓練も併せて行っていくとよいでしょう。

なお，ワーキングメモリ機能による問題は，ASDだけでなくADHDやSLD特性のある人にも起こりますので，発達障害があると全般的に優先順位を判断することや，マルチ

※ CogMed：ストックホルムにあるカロリンスカ大学，ストックホルム脳研究所の認知神経科学教授であるトーケル・クリングバーグらによって2001年に設立された大学ベンチャー企業。CogMedのワーキングメモリートレーニングは，エビデンスベースドのトレーニングとして30カ国以上で行われている。

タスク，多重課題をこなしていくということが苦手になります。

## 優先順位を判断できないことへの対応（ADHD の場合）

ADHD の特性としては，不注意，多動性，衝動性があります。また，ASD 特性のある人と同じくワーキングメモリ機能も弱いといわれています。そのため，複数の仕事があるとすべてを覚えていることが難しく，抜けてしまうことがあります。ほかにも ADHD の特性である不注意から話をしっかり聞くことができずに覚えていないということもありますし，衝動性から，後先考えず目の前の仕事にどんどん手を出して，どれも中途半端になることや，やらねばならないことが複数あると焦燥感で混乱してしまうこともあります。また，先延ばし傾向というものがあり，締め切り間際まで仕事を進めないということがあります。そのため，いざ仕事をこなしていこうと思っても，時間が足りなくなり，結果大事なことが終わっていないということがあります。

では，先ほどの**よくある場面 1** の事例についての対策を考えてみましょう。

### ≫ 忘れてしまう場合の対策

ADHD 特性において多いのは，ほかのことに気を取られて，していたことを忘れてしまうことです。この事例においては，**図 1** にある❹のように，ナースコールへの対応をしたことによって，今までしようと思っていたことを忘れてしまったものと思われます。こうした忘れてしまう場合の対応は，やはりメモなどの外部記録を取るのがよいと考えられます。やることはすべてメモを取り，終わったものと終わっていないものがわかるようにすることや，見えるところにスケジュールを書いておき，周囲の人が終わったかどうかの確認をしてあげることも有効でしょう。また，ASD の対応と同じではありますが，何か仕事をしている際は，ほかのことには対応しないようにすると抜けが少なくなります。最近では，スマートフォンやタブレットなどを使えば，誰かにすぐに相談したり，仕事の手順を確認したり，スケジュールを管理したりすることが簡単にできるようになりました。本人の努力ばかりを求めるのではなく，このようなツールを積極的に使い，問題に対応できる方法を考えていくことが重要です。

### ≫ 後先考えずに行動してしまうことへの対策

次に，**図 1** にある❺のようにすぐに終わるだろうと考えて，優先順位を考えずにパッと飛びついてしまう場合です。パッと飛びついた結果，思ったよりも時間がかかってしまったせいで，ほかのもっと重要なことができなくなることがあります。ADHD の特性には衝動性がありますので，後先考えずに行動してしまうことがあります。この場合も，お風呂場まで連れて行くならすぐ終わると考えたのかもしれません。どのような患者で，どのようなことを望んでそのような発言をしているかを考えなかったり，確認しなかったりしたために，そのまま入浴介助までをすることになったのでしょう。ナースコールに対しては，急いで対応しなければならないという考えもあって慌ててしまうこともありますので，どのようなときも落ち着いて対応することを普段から心がけてもらいます。また，時間がかかると思われることはほかの看護師にお願いするなど，ほかの人に相談することを習慣付けてもらう必要があります。衝動性があると，思わぬ行動を勝手にして失敗してしまうということもありますので，何事もすぐに相談するようにしてもらうことが大切です。

## マルチタスクに対応できないことへの対応

### ≫ マルチタスクと多重課題の違い

「多重課題」を「マルチタスク」と訳すことは多いのですが，看護における多重課題は，本来の意味におけるマルチタスクとはやや異なっています。「マルチタスク」とは複数の作業を同時に行うこと，もしくは複数の作業を短期間に並行して切り替えながら実行することで，一番端的に示す言葉は“ながら作業”です。ご飯を食べながらテレビを見る，スマートフォンを見ながら歩く，車の運転をしながら隣の人と話すといった，“何かをしながら別の何かをする”というのがマルチタスクです。また，それらが単純に複数重なるものは高度なマルチタスクとなります。一方，看護における「多重課題」とは，Aの患者のケアをしているときにBの患者からナースコールがあるというような，同時に何かしなければならないことが発生する状況のことをいいます。そのため，マルチタスクと多重課題では求められる能力と種類が異なります（**図2**）。マルチタスクは同時に何かを行う力が求められますが，多重課題では複数課題の記憶とその優先順位の判断，思考の切り替え，課題のスケジュール管理といった複数能力が必要となります。

**図2** 「マルチタスク」，「高度なマルチタスク」，「多重課題」の違い

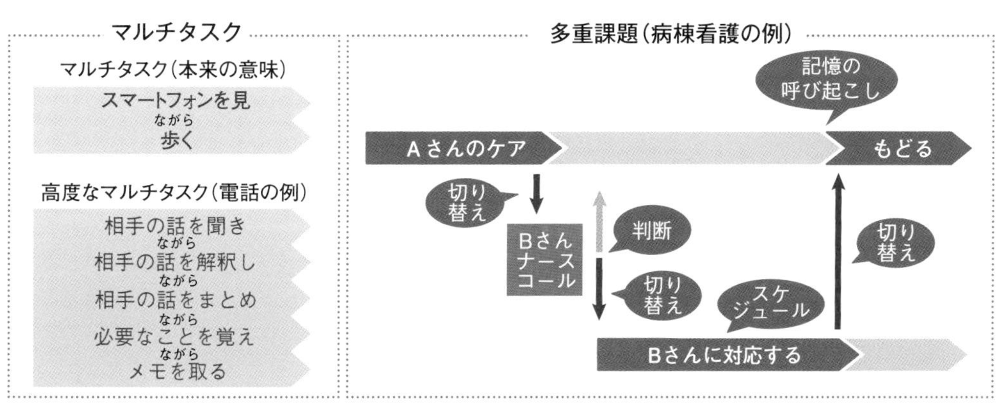


第3章 基本対応

## よくある場面2　電話対応して，聞いた内容を伝言する

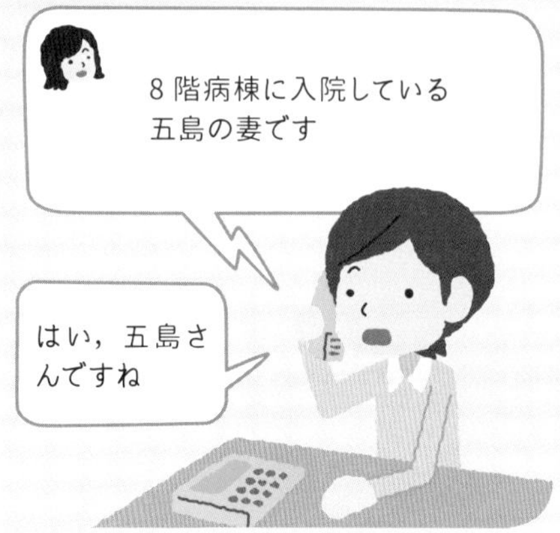


**1.** 病棟入院患者の家族から電話がかかってくる。

退院予定先の施設から『点滴はなくせるのか，今の状態を聞かせてほしい』と言われたんですが、主治医と面談できる日はありますか？今のところ5月23日の12時，26日の14時，28日の10時からのどこかであれば伺えます

**2.** 患者家族から多くの情報を聞く。

ええと，主治医との面談希望ですね。わかりました。確認して折り返し電話させて頂きます

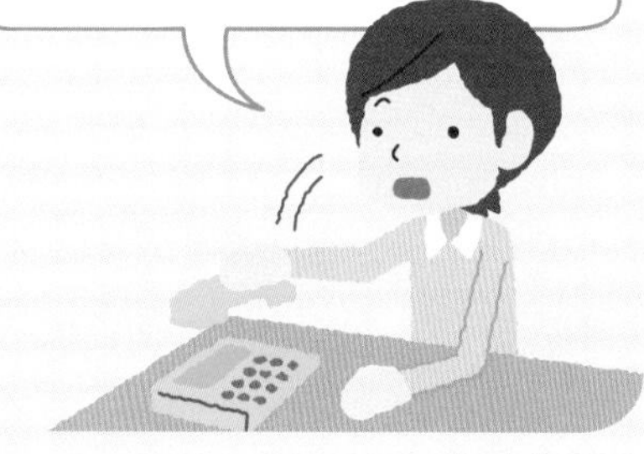

**3.** メモを取らずにそのまま電話を切る。

面談の希望がありました。退院先から点滴がなくなるのか聞かせてほしいと言われたそうです。
あれ，どの患者さんだったかな…

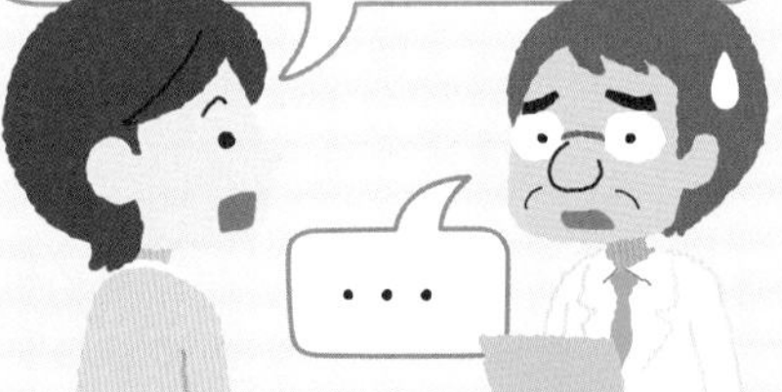


**4.** 電話で聞いた内容を主治医にきちんと伝えられない。

**図3** よくある場面2に関係するASDとADHDの特性

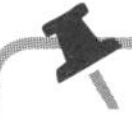

“関係する ASD の特性”

❶ ワーキングメモリ機能の弱さから聞きながらメモを取れない
❷ 聴覚過敏から指示をきちんと聞き取れない

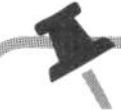

“関係する ADHD の特性”

❸ ワーキングメモリ機能の弱さから聞きながらメモを取れない
❹ 不注意から気が散って電話に集中できない

## 電話対応への影響と対応

**よくある場面2** は看護業務におけるマルチタスクの事例です。発達障害のある人の多くが，電話対応を苦手としています。それは，聴覚過敏や聴覚からの情報を処理するのが苦手な場合もありますが，多くはワーキングメモリ機能が弱いことが原因といわれています[1)]。電話対応は，相手の話を聞くと同時に，その内容を解釈して返答する必要があります。相手がする話の内容も覚えておかなければ話も続けられません。相手がする話の内容が複雑であれば，メモを取る必要もあるでしょう。すなわち，電話対応とは，相手の話を聞きながら，解釈したり，まとめたり，必要なことを覚えたり，メモを取ったりするという高度なマルチタスクになるわけです。議事録を書くことなども高度なマルチタスクになります。発達障害のある人の多くはワーキングメモリ機能の弱さがあるため，事例のような状況になることはよくあります（**図3の❶，❸**）。

ワーキングメモリ機能の弱さから，この事例のようなことが起こるのであれば，対応の方法は優先順位の箇所で述べているものと大きく変わりません。同時並列作業がどの程度苦手かによりますが，電話中はまったく手も動かせないほどの困難さがあるならば，電話対応そのものをほかの人に変わってもらうことを考えたほうがよいかもしれません。それ以外には，電話を録音できるようにしてほかの人も聞けるようにする対応もあるでしょう。もし，ある程度メモを取ることが可能であるならば，メモを取りやすくする書式にしてなるべく考えることを少なくすると対応しやすくなります（**図4**）。

## ASD 特性のある人への対応

では，障害の特性ごとに対応を考えてみましょう。まず，この事例において，ASDの関係する特性としては，感覚過敏があります。なかでも聴覚過敏があると，音や声を聞き取るのが難しくなります（**図3の❷**）。そのため，聞くことに集中して疲れてしまったり，聞くだけでほかのことが何もできなくなってしまったりします。聴覚過敏のある人への対応としては，なるべく静かな場所で電話対応できるように環境調整します。なかには，電話対応することで頭痛が起こる人もいるかもしれません。どうしても困難であれば，電話対応は避けたほうがよいでしょう。

**図4** 電話用メモ

月　日　時　分

＿＿＿＿＿＿さんへ

＿＿＿＿＿＿さんから

□ お電話がありました

□ 折り返し電話をください　□ 至急

TEL:

□ またお電話します（　月　日　時頃）

□ 伝言があります

### ≫ ADHD 特性のある人への対応

ADHD は集中力が持続しないという特性があるので，電話対応中にほかのことを考えてしまい，話を聞き逃してしまうことが多いのです（図 3 の❹）。一対一で目の前で話していたとしても，集中できないことがあります。この事例においても，話を聞いている途中でわからなくなっていることも考えられます。このようなときは，できる限り刺激が少なく集中しやすい環境を整えます。電話の対応も，周りの雑音や見えるものが少ない場所でできるようにするとよいです。

このように，さまざまな困難がある場合，その困難に関係している特性を理解し，どのような理由で難しくなっているのかを考える必要があります。そして，環境調整により対処できるか，何か道具や工夫，ほかの手段で対処できるかを考えていきます。どうしても対処が難しければ，ほかの人に手伝ってもらうことや，代わってもらうことも考えます。電話対応についても，連絡方法を電話からメールや FAX にすることができれば間違いも減らしやすいでしょう。

**困難の理由を見極める**

・優先順位を的確に判断するのは，障害がなくても難しいことです。まずはどのような特性から困難が起きているのかを考えることが大切です。
・本人に努力を強いるばかりでなく，対応できるようになるための支援や工夫を一緒に考えましょう。

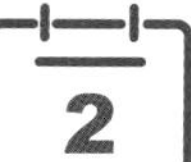

## 約束忘れや忘れ物，なくし物が多い

### 注意の持続や切り替えの困難

発達障害はその特性によりさまざまな社会生活上の困難が生じますが，本人も周囲の人も困ることとして，約束忘れや，忘れ物，なくし物が多いということがあります。忘れてしまうことが多いのはADHDの特性の1つです。注意を持続させることや注意を切り替えることが困難なため，必要なことを覚え続けておくことが難しいのです。看護師にとって，予定を忘れてしまうことや，忘れ物，なくし物が多いというのは大きな問題になります。患者のケアを忘れてしまったり，ケアに必要な物品を忘れてしまったりしては，患者の命にかかわることもあります。なくし物についても，看護師は患者の情報を扱っており，それは個人情報として機密性が高いものです。そのため，学生時代も働きだしてからも，書類をなくしてしまったりするのは大きな課題です。

よくある場面3
実習初日に複数の忘れ物をする
先生，ナースシューズを家に忘れてきてしまいました
そう…
ほかに忘れたものはない？
あ！日々の行動計画もありません…
1. 実習初日にナースシューズを忘れた。
2. 聞いてみるとほかにも忘れ物をしている。


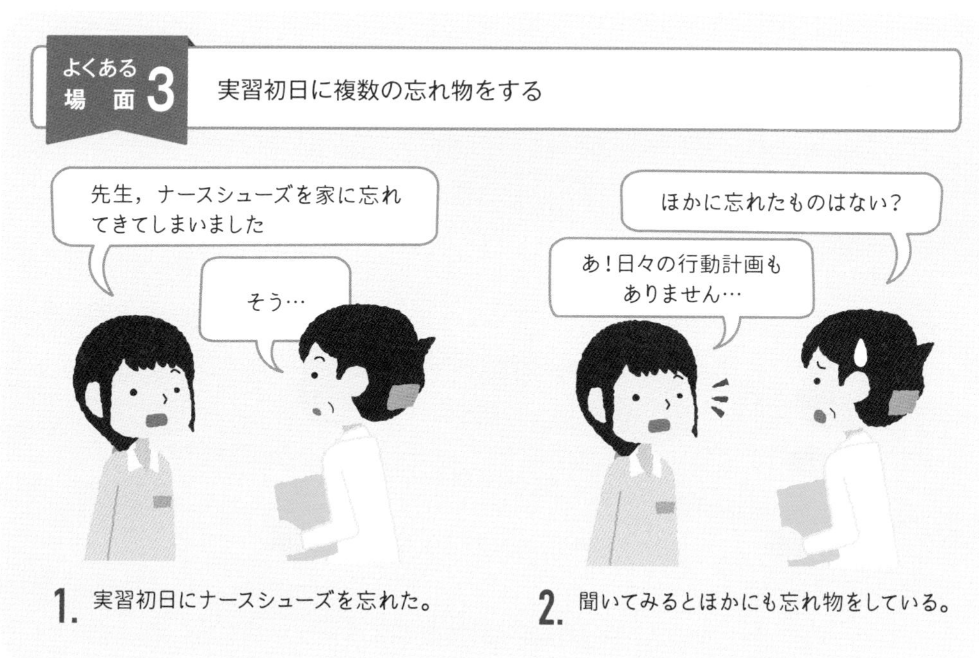

**図5** よくある場面3に関係するADHDの特性

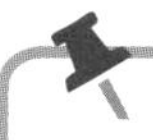

"関係する ADHD の特性"

❶ 注意を継続していられない（不注意と衝動性）
❷ 先延ばし傾向による準備不足

**よくある場面3**は忘れ物が重なる事例です。ADHDの特性には，不注意があり，約束忘れや忘れ物が非常に多いです。どういう状況で忘れているのか，どのようにすれば忘れ物やなくし物が軽減されるかを考える必要があります。この事例で関係する特性としては，不注意によるものがまず考えられます（**図5の❶**）。ADHDの特性として，注意を持続させるのが難しいということがあり，注意の移り変わりが激しいです。そのため，少し前に考えていたことや見ていたものを忘れてしまいます。皆さんも，3日前の昼食は何でした？と訊かれても咄嗟に答えられなかったりするのではないでしょうか。朝，持っていかないといけないものを考えていても，何時に家を出ないといけないか，今日の予定は何があったか，仕事が終わった後に何をしようかなど，次々考えると，持っていかないといけない物を忘れてしまいます。書類をどこかに置くと，置いたことや置いた場所に注意を向け続けていることができず，置いたこと自体を忘れて書類をなくす，ということが起こります。

### ❯❯ 忘れ物への対策

こうした忘れ物に対するよくある対策としては，大きなカバンに必要な物や予備品をすべて詰め込んで持ち歩くというものがあります。学校や会社へ行く際の準備としては，この方法でもある程度対応可能だと思います。しかし，看護師として患者のところに行く際に，なんでも持っていくということは現実的ではありません。こうした，患者との約束忘れや準備物品忘れに対しては，メモ帳やスマートフォンのスケジュール機能を利用することが効果的です。ただし，メモ帳でスケジュールや持ち物を管理した場合，メモ帳を見ることを忘れてしまうこともありますので，常にメモ帳を見ることを習慣化していくことが必要です。

職場が許すのであれば，音や振動で知らせてくれるスマートウォッチやスマートフォン，タブレットなどの電子機器を利用したほうがよいでしょう。最近の電子機器であれば紛失時にGPSで位置を探したり音を鳴らしたりして，どこにあるかを探すことも可能です。また，電子機器であれば，メモの内容をオンライン・ストレージ（学内や院内LAN）に保存しておくことができますので，万が一機器を紛失・破損してしまってもデータは消えることはありません。上司や同僚がスケジュールを共有しておくことで，スケジュール通り行動しているかの確認もしやすくなります。ただし，普段携帯しない機器だと，携帯すること自体を忘れてしまうので，普段使いのスマートフォンなどをそのまま使用させてもらうか，学校や病院に来てから渡してもらうようにしたほうがよいかもしれません。

### ❯❯ なくし物への対策

なくし物への対策としては，たとえ1枚の書類であっても大きなファイルに挟み，ファイルは常に同じ棚やバッグといった定位置に片づけること，重要な物については持ち出さないこと，なくすと困るものは紐でバッグや棚などに結び付けておくこと，キーファインダーとよばれる探し物発見器を付けておくといったことが考えられます。また，外出時は，荷物が複数になると注意を払えなくなりなくしてしまうリスクが高まるので，荷物は１つのバッグにまとめるとよいでしょう。小さいものはなるべく少なくして，大きなカバンなどに結び付けておくといったように，注意が複数に分散されないようにすることが大事です。なくし物をする原因として，整理整頓ができていないということも考えられるので，書類の種類ごとに色分けしたバインダーに挟むなどの工夫をしながら片づけることも大切です。

不注意は特性であるため，訓練によりすぐに改善するものではありません。こうしたさまざまなツールを活用し，さらに本人のできそうな工夫に合わせて，周囲の人がスケジュールや物品のチェックをし，忘れていないかの声掛けをすると，忘れ物やなくし物は少なくなるでしょう。

### ❯❯ 先延ばし傾向への対策

さらに，ADHD の特性に先延ばし傾向があります（**図５の❷**）。もともと注意力を持続させることが困難であるため，集中力が必要で時間がかかりそうな仕事は後回しにして，好きなことを優先してしまいます。そのため，学校の課題などは締め切り寸前までやらずに，前日の夜に急いで仕上げたり，間に合わなかったりするということが頻発します。この事例においては，当日の朝までもっていくものを準備していなかったせいで，慌てて用意することになり，持っていく物を入れ忘れたということが考えられます。ADHD の特性には衝動性もあるため，慌ててしまう状況になると，どんどん焦燥感が募っていきます。慌てたときは誰しもミスや忘れ物が起きてしまうものです。対策としては，やはり事前の準備しかありません。時間の余裕がある前日に，チェックリストを用いて準備をし，ドアノブにカバンを掛けておくなどするとよいです。そして，周囲の人はきちんと事前に用意ができたことについてしっかり褒めるのが望ましいです。先延ばし傾向は，タスクに対する否定的な感情からの逃避，失敗への恐れのために起こる[2)] ともいわれており，十分に褒めて頑張りを認めることは先延ばし傾向の軽減に効果があると考えます。

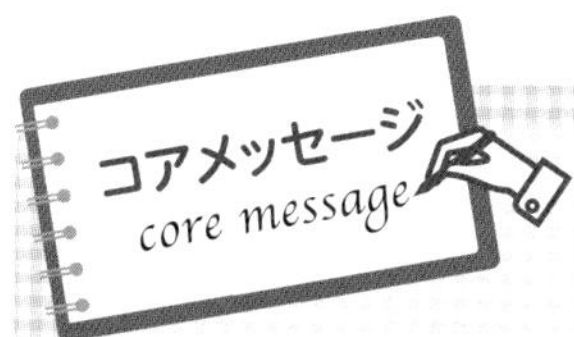


**忘れてしまうことへの対応は２つの方向性で**

- そもそも忘れないように指示を１つにすることや，物を持たないようにするなど情報を少なくすることが有効です。
- 忘れてしまっても思い出せるようにリマインダーを設定しておくとよいでしょう。

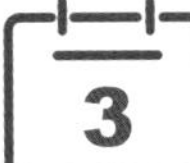

## 3 指示されたことができない

発達障害のある人は，指示されたことができないことが多くあります。その理由としては，さまざまなものがあります。例えば，マルチタスクに関して説明しましたが，聴覚やワーキングメモリ機能による問題から，指示が頭に入っていかない場合があります。ほかにも，注意を継続していられずに，指示そのものを忘れてしまう場合もあるでしょう。指示がイメージできないことや，指示を勝手に解釈する場合もあります。いずれにせよ，先生やリーダーから指示されたことができず，ろくに仕事ができない人と揶揄されることは少なくありません。

**よくある場面4** リーダー看護師に指示される

今日の15時から615号室に入院患者さんが来るから準備しておいて
はい，わかりました


1. 入院患者のための準備をお願いされる。

もうすぐ患者さんが上がってくるって連絡入ったけど，部屋の準備できてる？
まだできていません


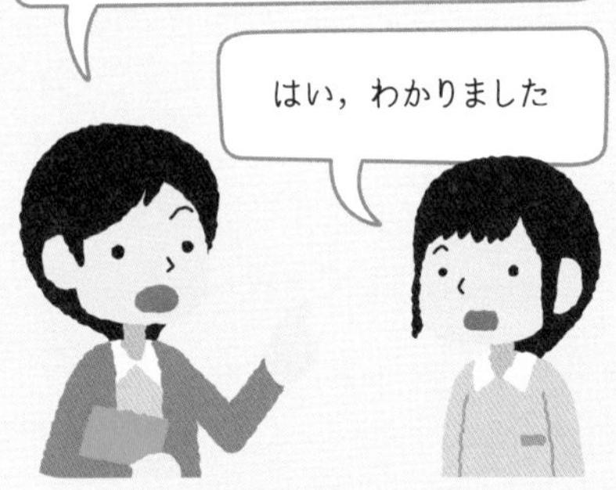

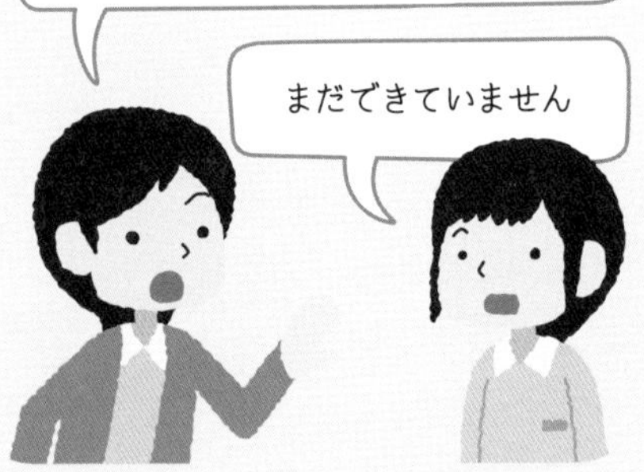

2. 指示されたことができていない。

図6 よくある場面4に関係するASDとADHDの特性

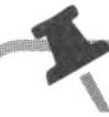
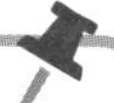

"関係する ASD の特性"

❶ 想像力の障害から全体をイメージできず，何からやればよいかわからない
❷ コミュニケーションの障害から状況が読めず，曖昧な指示がわからない
❸ 1つのことにこだわって先に進めない
❹ 想像力の障害から先が予想できず不安で，突然言われた業務をすぐにはできない
❺ 聴覚過敏により聴覚からの情報を処理しづらい

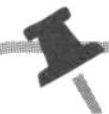
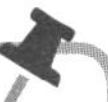

"関係する ADHD の特性"

❻ 行き当たりばったりで，計画しながら進められない
❼ 作業に集中して取り組めず，間に合わない
❽ 先延ばし傾向で，終わらない
❾ 指示されたことを忘れてしまう

**よくある場面4**の事例においての対策を考えてみましょう。

## 指示されたことができないときの対応（ASDの場合）

### ❯❯ 全体を見通せるようにする対策

まずASDの特性から解説していきます。ASD特性のある人は**図6**の❶のように全体をイメージできずに計画を組み立てられないことがあります。この事例においては，入院患者を迎えるための準備をしておいて欲しいと言われたわけですが，現在何が足りないかを判断して準備する必要があります。しかし，ASD特性があると最終的にどれだけの準備が整っていなければならないかがわからず，結果，何をやってよいのかわからなくなってしまいます。特に全体を見通すということを苦手にしています。

こうした場合は，指示を出す人が具体的に伝えることが必要です。「1．ベッドの準備（布団の用意，病衣の用意，ベッドネームの用意，ルームネームの用意），2．リストバンドの用意，3．バイタルサイン測定準備…」といったことを，リスト形式やフローチャート形式にして紙面で渡すとよいでしょう。そのように，具体的に書いて紙面で渡してあげることによって，**図6**の❷の指示内容に関することや，**図6**の❺の聴覚に関することへの対応にもなります。指示を出した相手が指示通りの仕事ができない人だなと思ったとき

第3章 基本対応

には，自分の指示の出し方が悪くないか，相手にきちんと内容が伝わっているかなどを確認することが大事です。

### 曖昧さの回避による対策

図 6 の❷にある指示が曖昧でわからないということは，現在どのようなことを要求されているのか状況を読めないという，社会的コミュニケーションの障害がかかわっています。状況が読めないため，15 時に患者が来ることと，準備をしておくことがつながらないことがあります。このようなとき，「準備って何の準備ですか？」と聞き返してくることもあるでしょう。たとえ 15 時から来る患者の準備だと伝わったとしても，一体何の準備をすればよいかがわからなかったりします。ほかにも，相手の意図していることを読み取ることが困難ですので，「あれ」や「これ」などの指示語が多い場合や，曖昧な表現の場合には，指示された内容がわからないということが起こります。こうした場合には，具体的に「15 時から新規の入院患者さんが 615 号室に来るので，入院の受け入れ準備として，〇〇と△△を用意する必要があります。14 時 30 分までに〇〇と△△を用意して 615 号室に持ってきてください」と言わなければ伝わりません。なぜ，何を，どのように，いつまでにやるのかを具体的に紙面に記載して渡すようにします。数量や締め切りなどは数字を使って曖昧な表現をなくすことが大切です。状況が読めないことも特性になりますので，「なんでそんなこともわからないの？当たり前でしょ？」といった，“できて当然で，できない人は普通ではない”といった言葉は，自尊心を下げてしまうので注意してください。

### 強いこだわりへの対策

図 6 の❸については，こだわりが強い場合にみられることです。例えば，ベッドメーキングに時間がかかりすぎてほかの準備が終わっていないというようなことがあります。こだわりがあると，本人が納得するまで次の仕事に移れません。たとえ，そのこだわりが不合理なことであったとしても，こだわってしまうとやめられなくなります。学生のなかには，課題は一度下書きをし，清書した後に誤字脱字チェックを 3 回繰り返さないと提出できない人もいます。こうした仕事へのこだわりは抜けのない丁寧な仕事につながるのですが，あまりに時間がかかっているようなら，時間を守ることが大切であること，スケジュールで予定していた時間を過ぎたら誰かに相談することなどを説明し，途中で次の仕事に移ってもらうことも必要になります。こうした場合は，仕事のリストを紙面で渡すときに，スケジュールも書き加えたものにするとよいです。

図 6 の❹も，こだわりの強い場合にみられます。毎日の仕事のスケジュールをきっちりと決めて行っている場合，途中でイレギュラーな仕事が入るとパニックになってしまいます。こうした場合は，パニックにならないように前日から予定を教えてあげるなど，なるべく早いうちに変更があることを知らせておきます。しかし，看護師の仕事は何でも事前

にわかるというものではありません。当日に突然予定が入ることもあるでしょう。その場合は，普段から物事は何でも予定通りに進むものではないということを教えつつ，本人が心配していることや不安の軽減を図りましょう。パニックで動けないならば，まずは落ち着くまで待ってあげる必要があります。ここで，声掛けで落ち着かせようとすると逆効果になることもあります。急かすような，問い詰めるような声掛けは，ますます不安を募らせパニックを増強させてしまいますので避けましょう。

### ≫ 聴覚過敏や聴覚からの情報処理への対策

**図6の❺**については，マルチタスクの部分での解説（p85）と重なりますが，聴覚過敏で音を聞き取れないことや，聞き取れても聴覚からの情報は処理するのが苦手で，相手が何を言っているのか理解できないことがあります。こうした特性に対処するためにも，見てわかるような指示書を用意すると効果的です。聴覚からの情報処理が苦手なため指示がわからないことに対してもスマートフォンなどの電子機器が役に立ちます。指示をメールで送ることで，指示内容を聞き逃してしまうことや誤解することが少なくなりますし，メールとカレンダーを連携することでスケジュールとしてすぐに登録可能です。メールをスケジュールに登録したら，指示者に対してすべきことをもう一度確認するようにすることで，指示がわからないということはかなり改善されるでしょう。ただし，なかにはSLDを併発していて，字も読みづらいということもありえます。そのため，どのような方法であれば，こちらの指示が相手の頭にインプットされるのか，文字がよいのか音声のほうがよいのか，相手の特性に合った方法をしっかり考えることが大切です。

## 指示されたことができないときの対応（ADHDの場合）

### ≫ 段取りをつけることへの対策

次に，ADHDの特性について解説していきます。まず，**図6の❻**ですが，ADHDには衝動性があり，思いついたことをすぐに行動に移してしまうことがあります。何か指示されたときにも，パッと飛びついてしまい，段取りを考えていないことがあります。このような場合にも，具体的にやることリストを書いて渡すことは効果があります。ほかには，段取りをつけるのが難しいのであれば今やってほしいことを1つずつ指示して，本人に段取りさせないということもあるでしょう。

### ≫ 不注意と先延ばし傾向などへの対策

**図6の❼**は不注意の特性によるものです。継続して注意を維持するのが難しいために，仕事の途中で違うことを考えてしまったりして，終わらなかったりミスが多くなってしまいます。このようなときは，まずは集中しやすい環境をつくることから始めます。周りか

らの刺激が多ければ多いほど注意はそがれてしまいます。そのため，刺激の少ない静かな環境で仕事をしてもらうとよいでしょう。それでも集中できなくなってきたら，一度休憩を取るなどの気分転換をすることも大切です。書類仕事など，本人がきわめて苦手にしている仕事は集中を続けることが難しいため，得意な仕事をやってもらうようにするというように，仕事内容を調整することも考えたほうがよいでしょう。

**図6**の❽にある先延ばし傾向については，忘れ物やなくし物が多いところで説明しましたが，負担の大きい仕事は後回しにしてしまう傾向があります。また，ワーキングメモリ機能の問題からも段取りをつけて行うのが苦手なため，結果，間に合わないということが起こります。このようにすぐに取りかからないことで，指示が守れないのであれば，今すぐにやって欲しいことだけを指示するとよいでしょう。ほかには，ASD特性のある人への対応と同じく，仕事リストを渡すときに，スケジュールも書き加えたものを渡すことや，スマートフォンのアラーム機能を使うなど，時間の管理ができるように支援していきます。

最後の**図6**の❾は，約束忘れのところで説明したことと同じです。自分で記憶できなければ，ほかの記録できるものを使用するようにします。

**指示は視覚的に確認できるほうがよい**

・紙面を活用して誰にでもわかりやすい指示にすることで，多くの特性に対応できます。

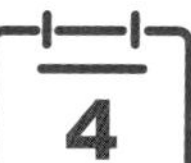

## 報告・連絡・相談ができない

### 報告・連絡・相談とは

まず，「報告･連絡･相談」（以下，報･連･相）とは何か考えてみましょう。「報告」とは，上司や仕事を依頼してきた相手に対して，仕事の進捗状況や仕事の結果などを伝えることです。例えば，「指示された仕事が無事終わりました」というのも報告になりますし，仕事でミスしたことを伝えるのも報告になります。「連絡」とは，上司や仕事を依頼してきた相手に限らず，関係者に対しても知っておいて欲しい情報を伝えることです。「明日仕事を休みます」というのは連絡になります。「相談」とは，何かしらの判断や決断をしなければならないときに，ほかの人に意見を求めたり一緒に考えたりすることです。看護学生が，微熱のある患者のシャワー浴をしてよいかを教員に確認するのも相談といえます。

看護師だけでなくすべての医療従事者にとって，報・連・相は欠かせないコミュニケーションの１つです。医療はチームで動くので，報・連・相がうまくできない場合，医療が円滑に進められないだけでなく，医療過誤が発生するリスクは高くなります。学生の臨地実習においても，報・連・相は非常に大切なものとして教えています。学生時代から徹底して教えているのは，報・連・相が簡単にできるものではないからです。多くの WEB サイトで，ビジネスマン向けに報・連・相ができない部下への対処法が紹介されています。発達障害のある人は，電話対応と同じく，この報・連・相を苦手とすることが特に多いです。

### 多くの判断を要する報告・連絡・相談の難しさ

看護の現場で発達障害のある人が起こすトラブルのなかで多いのが，報・連・相に関することです。なぜ，この報・連・相が難しいかというと，そこには多くの判断が必要とされるからです。まず１つ目は，どのような状態になれば報，連，相をしなければならないのかという「何のために」（必要性）の判断，２つ目はどのタイミングで誰にするのがよいかという「いつ」，「誰に」の判断，３つ目はどこからどこまでの情報をどうやって伝えればよいかという「何を」（内容），「どのように」（手段）の判断です。判断するためには，現状の問題点やゴールイメージなどがみえていないと難しいため，新人にも報･連･相ができないことがあります。

よくある場面 5　患者から勤務時間の終了前に伝言を頼まれた

退院日に急なんですが，明日なら息子が迎えに来れそうなので，退院は明日でお願いしますと担当看護師の山田さんに伝えてもらっていいですか？
17:00

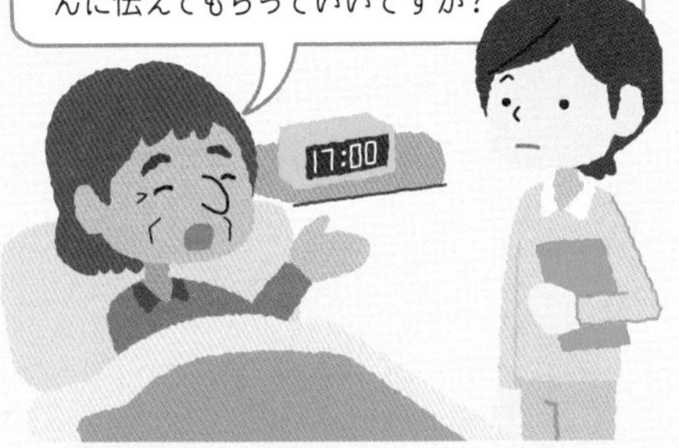

**1.** 患者が退院日の変更を希望して，それを担当看護師に伝えてほしいとお願いする。

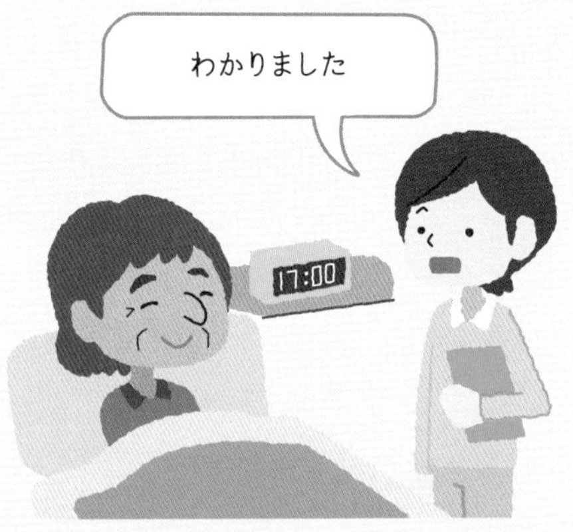

わかりました
17:00

**2.** 伝言として預かる。

山
田

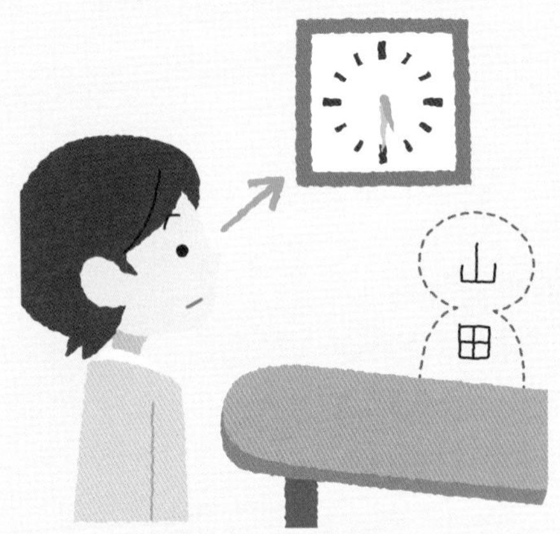

**3.** 担当看護師の山田さんは検査の迎えに行っていて，まだ病棟にもどってこない。

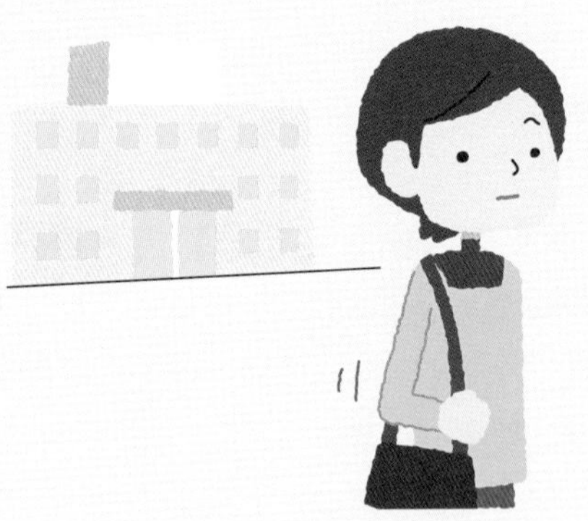

**4.** 終業時刻になったため，山田さんに何も伝言を残さずに帰る。

**図7** よくある場面５に関係するASDとADHDの特性

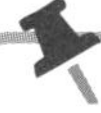

“関係する ASD の特性”

❶ 想像力の欠如により報告しないとどうなるか予想できない

❷ 社会的コミュニケーションの障害により状況が読めず求められていることがわからない

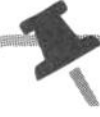

“関係する ADHD の特性”

❸ 伝言しないといけないということを忘れてしまう

❹ 伝言内容を忘れてしまう

では，**よくある場面５**の事例を基に考えてみましょう。本来ならば，伝えてほしいと言われれば，担当看護師がもどってくるのを待つか，メモなどで伝言を残すか，ほかの看護師に伝言を託して帰るでしょう。退院日が明日であれば，書類も急ぎ準備しないといけないため，誰にも知らせずに帰ってしまうとインシデントになってしまいます。

## 報告・連絡・相談ができないときの対応（ASD の場合）

### 先を見通すことと状況を読むことの困難

この事例において関係する ASD の特性としては，**図７の❶**にある想像力の欠如によって先を見通せないことがあります。ASD 特性のある人は，いつもと同じことを繰り返すのを好みますが，いつもと同じでないことを嫌うのは，先のことが予測できないという特性からきています。先を見通すことができないことで不安になるのです。この特性は，急な予定変更を受け入れられないということにもつながります。事例の看護師は，明日が退院であることを伝えてほしいと言われましたが，伝える相手がいないため帰りました。伝えなければどうなるかということまで考えなかったか，明日退院であれば明日に伝えればよいと考えたかもしれません。先のことが見通せないということは，報・連・相における，物事の重要度がよくわからず，報・連・相をしないことや，そのタイミングが悪いといったことにつながります。さらには，**図７の❷**にある社会的コミュニケーションの障害により状況が読めないという特性があるため，山田さんが病棟にいないときにどうやって伝言したらよいかわからなかったり，急ぎの仕事があれば自分だけ先に帰るのではなくて，仕事を手伝ったりすることが大事だとわからないのです。先の見通しも立てられず，状況も読めないという特性があると，何かを判断するということが非常に難しくなります。

## 報・連・相に必要となる判断

まず，報・連・相に必要となる「何のために」の判断について考えてみましょう。ASD特性のある人は全体をみたり予測したりすることが苦手なため，明確な基準がないと報告や相談すべきことなのか自己判断してよいことなのかわかりません。また，コミュニケーションの障害も併せもっているため，判断に迷ったとしても回りの人と相談しません。結果として，報・連・相をせず，物事を勝手に進めてしまい失敗することがあります。

次に，「いつ」，「誰に」の判断に関しては，周りの状況が読めないことで報告が遅くなったり，指示した先輩を飛び越えて師長に報告したりすることがあります。ほかにも，上司が業務に集中しているときに声を掛けてしまい，それで叱られるといつまでたっても声を掛けることができなくなることもあります。

最後に「何を」，「どのように」の判断については，ASD特性のある人はすべてを説明しようとして話が冗長になってしまったり，関心のあることばかりを一方的に話したりする傾向があります。全部伝えきらないと不安なのと，相手がどういう情報が必要か読めないためです。情報伝達の手段についても，一度「口頭で」と指示されると，どんなときも口頭で伝えようとします。

## 報・連・相に代わる対策

これらのさまざまな判断を行うことが難しく，報・連・相ができない場合は，ある程度決まった型をつくる必要があります。どういうことを（何のために）報・連・相すべきかわからないのであれば，どういうことなら報告し，どういうことなら連絡し，どういうことなら相談するかの一覧表を作ってもよいでしょう。すべての患者の言動や変化があれば報告し，何かを実施する前にはすべて相談しなさいという形でもよいかもしれません。しかし，仕事の判断というのは，常に明確な基準を用意しておけるものではありませんので，最も効果的な対策は，かなり細かいことも，毎回同僚や上司に確認することです。周囲の人は，こんなことまで確認しないとだめなのかと面倒な気分になることがあるかと思いますが，自己判断をされて大きな事故につながるよりは，はるかによいことであると全員の認識を変えることが必要です。さらに，「いつ」，「どのように」がわからないのであれば，**図8**のような用紙を用意して，何か起こればすぐに提出を求めてもよいでしょう[3)]。「誰に」がわからないのであれば，グループチャットアプリや皆が見えるホワイトボードや紙面に書き込むなど，全員と共有する方法もあります。

筆者は，定期的なミーティング場を設け，常々情報を共有するという方法を提案します。看護業務であれば，緊急性の高い事項も多くありますので，できる限り何度も相談し合う機会をもち，実施したことやこれから実施することを話すというルールをつくるとよいでしょう。もし，上手く報告できない場合には，上司やリーダーが内容を引き出すように聞くことで，多くのトラブルを事前に予防できるのではないかと考えます。

**図8** 報連相シート

（誰に）（先輩看護師の）田中　　　　さん　　（用件）201の山田さん（患者）の件で

（過去のこと）報告 ・ （未来の予定）連絡 ・ （現在起きていること）相談 ・ （わからないこと）質問

があるのですが，
お時間よろしいでしょうか？

【いつ】
例：本日，14時頃

【誰が（誰に）】
例：山田さんの主治医が，担当看護師に

【何を（何について）】
例：退院の迎え日時をいつにするかを

【どこで，どうした（どうしたい）】
例：山田さんの家族に確認するように指示した

【なぜ】
例：

※判断が必要なことはすべて相談

文献3を参考に作成

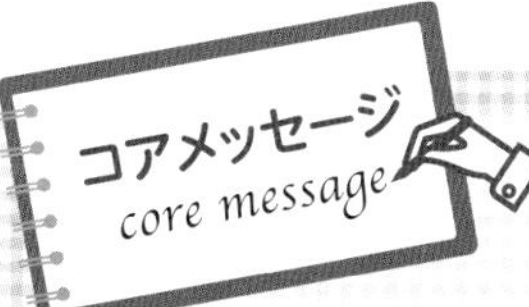


報・連・相は最も大切

・看護において何よりも大切なことは，患者に不利益を与えないことです。
・発達障害のある人にはどうしても苦手なことがありますが，報・連・相をしっかり行ってもらえれば，ミスや事故はかなり予防できます。

第3章 基本対応

## 報告・連絡・相談ができないときの対応（ADHD の場合）

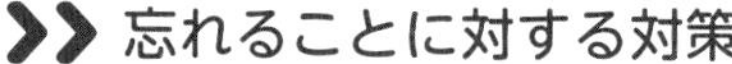

### 忘れることに対する対策

ADHD の人は，先延ばし傾向をもつことが多く，締め切りまでにできればよいと，何事もギリギリまで進めないということがあります。そのため，報告しようと思ったら，いつの間にか上司が帰ってしまっていたといったことや，後で報告しようと思っていたら，報告すること自体を忘れてしまったということが起こります。この事例においても，報告する相手が検査迎えに行っていていないため，伝言しないといけないということを忘れてしまったということがあるでしょう（**図 7 の❸**）。こうした忘れに対しては，他項でも述べた通り，メモを利用するのがよいです。**図 8**（p99）のような用紙に，すぐに書いてすぐに提出ボックスに入れておく，ホワイトボードに書いておくなど，即座に誰もが見れる状態にします。これは**図 7 の❹**にある伝言内容を忘れてしまうことへの対応としても有効です。ADHD 特性のある人は衝動性から思いついたらすぐに行動してしまうという特性があります。そのため報・連・相をする前に行動して失敗につながることがあります。現在，ADHD については，いくつかの治療薬が開発されていて，集中力の改善などに効果があるとされています。ADHD 特性のある人のへの対処を考えたとき，まずは医療機関に受診してもらい，どのような特性があるのかを明らかにし，治療薬で対処できる部分はそのようにする必要もあると考えます。しかし，物忘れなどはうつ病や若年性認知症であっても出現する症状ですので，すべてが発達障害と決めつけることなく，どのような原因で不都合が起きているのかを見極めていく必要があります。

医療現場における報連相は非常に大事なものです。これがある程度安心できるレベルに到達しなければ，夜勤を任せられないなど，独り立ちが遅くなります。こうした独り立ちの遅れは，劣等感につながっていきます。発達障害があると，ほかの人よりも学習に時間がかかることはよくありますので，そうした場合は，心のケアを忘れないようにしなければなりません。

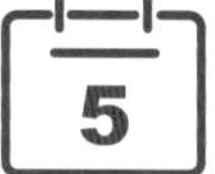

## 5 話を聞く態度が悪くみえる／謝罪の言葉が言えない

### 反抗していたり不貞腐れているわけではない

発達障害のある人が職場のなかで孤立してしまうことが多いのは，何度も同じ失敗を繰り返すことが理由としてありますが，それだけではなく，反省の色がみえにくいことや，謝罪ができていないことも原因として挙げられます。発達障害のある人が抱える，失敗してしまうことに悩み，何とかしたいという切実な思いがわかりやすく表出されれば，周囲の人も助けようとしてくれるでしょう。しかし，注意しても全然聞いていないような態度や不貞腐れているような態度をとっているようにみえると，「失敗したのに全然反省してない。自分のせいだと思っていない」と，周囲の人は陰性感情が募り，支援したくなくなってしまいます。態度が悪くみえるのは，決して反抗しているからでも不貞腐れているからでもありません。発達障害の特性からそうみえてしまうのです。

看護師の仕事には“聞く（聴く）”ということがたくさん含まれます。仕事の専門性が高く，先輩や教育担当から何か教えてもらうことは多々ありますし，医師やリーダーから指示を聞くことや，患者の話をじっくり聴くこともあるでしょう。このような“聞く”場面においては，「聞いている」という態度が求められます。コミュニケーションとは相互的なものですから，話をしている人にとっても，何らかの「聞いている」というメッセージが返ってこないと居心地が悪くなります。発達障害，特にASD特性のある人は，非言語的コミュニケーションの障害があり，話している人と視線が合わないことで知られています。



**よくある場面6** 先輩看護師から指導を受けている

患者さんに説明するときは，「医師の指示です」だけでは伝わらないから，ちゃんと理由を説明してあげないとダメだよ

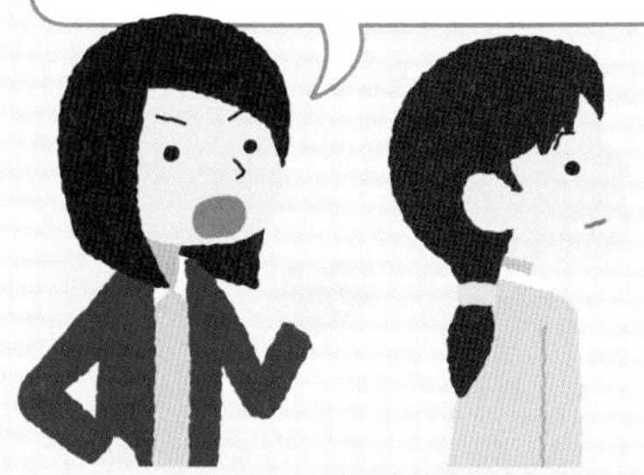

1. 先輩看護師から指導を受けている。

はあ

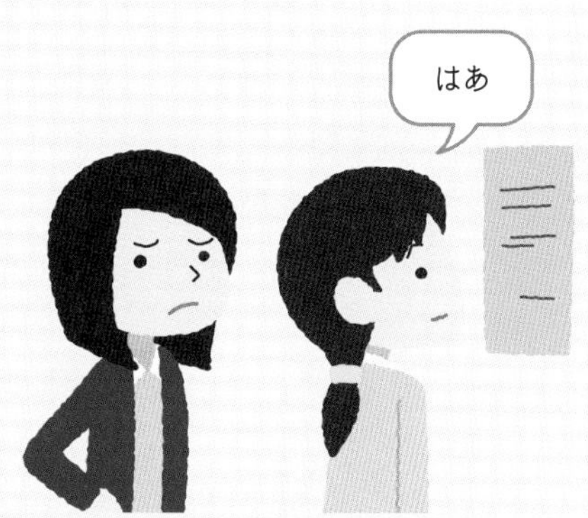

2. 指導を受けている最中に先輩ではなく壁の張り紙を見ている。

**図9** よくある場面6に関係するASDとADHDの特性

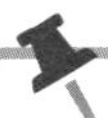
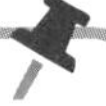

“関係する ASD の特性”

❶ 非言語的コミュニケーションの障害で視線が合わない
❷ 他者の立場で考えられないため，注意されているときどのような態度をとればよいかわからない
❸ 独自の理屈で自分は間違ったことは言っていないと考えている

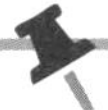
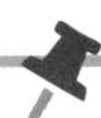

“関係する ADHD の特性”

❹ 衝動性から落ち着いて話を聞いていられない

## 話を聞く態度が悪くみえる／謝罪の言葉が言えないときの対応（ASD の場合）

### ≫ 訓練とルール化

では，**よくある場面 6** の事例について考えてみましょう。ASD 特性のある人は視線が合わないとよくいわれます（**図 9** の❶）。それは，**図 9** の❷のどのような態度をとればよいかわからないという部分と一部重なるところもあるのですが，それだけではなく，ASD 特性のある人は視線に恐怖や不快を感じやすいといわれています[4)]。そのため，相手の目を見るということを意識的に行わないと，無意識的にも視線を逸らしてしまいます[5)]。また，全体よりも細部に注意が向いてしまう傾向もありますので，話を聞いている場面において，相手の顔ではなく何かの模様などを見ていることがあるのです。スタッフとの対応においては，視線が合わないことは ASD の特性であることを周囲の人が理解することで摩擦は減ると思われます。しかし，患者相手となると，相手方に理解してほしいというのは難しいため，視線を合わせる訓練が必要になります。ASD 特性のある人はパターンとして学習することは得意ですので，話を聞くときの視線の合わせ方を一緒にやって練習してみるとよいでしょう。その際，視線の逸らす際は下側に逸らすというように具体的に説明するようにします。さらに，**図 9** の❷にあるように他者の立場で考えられないため，注意されているときどのような態度を取ればよいかわからないというのもよくみられます。ASD 特性のある人は相手の心情をくみ取ったり，相手の立場に立って考えたりすることが苦手ですので，謝罪しなければならない場面で頭を下げない，感謝を伝えるような場面でもお礼を言わないなど，「無礼」，「非常識」と非難される行動を取ることがあります。

本人は決して悪気があるわけではなく，その必要性が理解できないのです。ですから，道徳的な観点からの非難や感情的な叱責はまったく効果がないばかりか，いじめられていると感じさせてしまうこともあります。必要なことは，ルールとして教えていくことが必要となります。「帰る人には『お疲れ様です』と声を掛けましょう」など，具体的な指示と共にイラストのついたマニュアルなどを用意するとよいです。注意されているときは，どのような態度をとればよいかなど，暗黙の了解とされていることも改めて説明する必要があると理解しましょう。

### ❯❯ 順を追った論理的な説明をする

**図9**の❸についても，他者の気持ちや立場がわからないことが根本にありますが，自分の理屈を優先して自分は間違っていないと反発することがあります。この事例においても，「医師の指示」であることは間違いないわけですから，何ら間違っているわけではないといえます。もしかすると，「説明するのは指示を出した人間がするものである，自分が指示を出したわけではないので本当の理由はわからない」などと考えているかもしれません。他者の考えがわからず，気持ちに共感するのが難しいのであれば，自分の意見や理屈を優先してしまうのは仕方ないのかもしれません。こうした場合にも，なぜ「医師の指示です」だけではだめなのか，どういった不利益を被るのかをきちんと論理的に説明すると，すんなり納得する場合があります。この事例の場合では，「『医師の指示です』だけでは伝わらないから」と伝えていて，一見理由を説明しているようにみえますが，ASD 特性のある人にとっては，何が伝わらないのか，なぜ理由を説明するのかがわからず納得につながりません。そのため，説明するのであれば，「患者さんは『医師の指示です』だけでは，何故その指示されたことが必要なのかわからず不安に思います。不安を軽減するのは看護師の仕事です。患者さんはなぜその指示が必要なのかわかれば不安が軽減されると思います。患者さんの不安を軽減させるために，なぜその指示が出たのか説明する必要があります」と，順に説明していくとよいでしょう。

## 話を聞く態度が悪くみえる／謝罪の言葉が言えないときの対応（ADHD の場合）

ADHD 特性のある人は衝動性や多動性があるため，じっと話を聞くということが苦手です。看護学生のなかにも，90 分授業をじっと座って聞いていることができず，途中で離席してしまう人がいます。興味のないことに対しては，さらに集中力が低下します。この事例においては，先輩の注意を聞くことよりも，壁に書いてあることが気になってしまったのだと思います。このような態度をとれれば，話を聞いていないと言われるでしょうし，実際に，ほかのことに気を取られているときは，話は聞こえていません。さらに，たとえ注意を受けているときであっても，衝動性から相手の話を遮って自分の言いたいことを言ってしまうこともあります（図9の❹）。このようなことが続けば，当然聞く態度がなっていないと言われてしまうでしょう。

### ❯❯ 話を聞ける指導環境をつくる

対応としては，何らかの指導をするのであれば，静かで何も置いていない刺激の少ない場所で行うようにして，話を聞ける環境をつくることが大切です。叱責するような言い方をすると焦燥感を募らせますので，淡々と説明するようにします。環境を調整することで，ある程度話は聞けるようになるかと思いますが，もともと集中力を持続させることが難しいため，長くなってくると内容はほぼ覚えていないということもあります。そのため，説明はなるべく短く端的なほうがよいです。そして，可能ならばどんなこともメモを取るように指導するとよいでしょう。メモを取ることができれば，聞いていないと思われることは少なくなると思われます。ただし，ワーキングメモリ機能の弱さから聞きながらメモが取れないこともありますので，メモを取ろうとして，話の内容がまったくわからなくなるのであれば，違う方法を考えたほうがよいです。また，ADHD特性のある人は謝罪やお礼を言うことはできますので，もし聞き逃したのであれば，素直に「聞き逃してしまいました。申し訳ありません」と相手に伝えるように指導するのもよいでしょう。

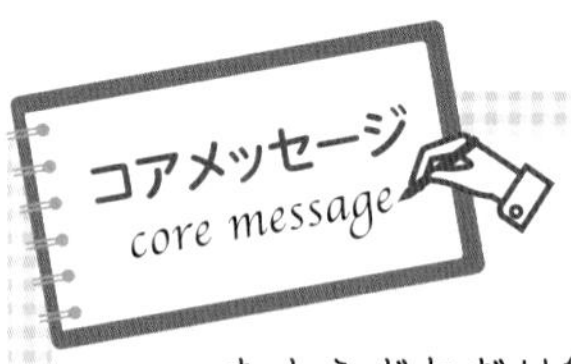


**相手の気持ちは聞かないとわからない**

・たとえどれだけ態度が悪そうにみえても，実際にどう思っているかはわかりません。
・見た目の印象で決めつけずに，話を聞くということを大切にしてください。

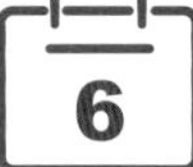


## 発達障害のある人への対応まとめ

**図10**は本章で取り上げたASDとADHDの特性とその課題関連図です。本章で取り上げてきた特性および課題は，あくまで実際に生じるものの一部ですが，このような関連図なども用いて皆さん自身が置かれている現場での事例について整理し，掘り下げていただきたいと思います。

図10 よくある場面1〜6におけるASD／ADHD特性と課題関連図

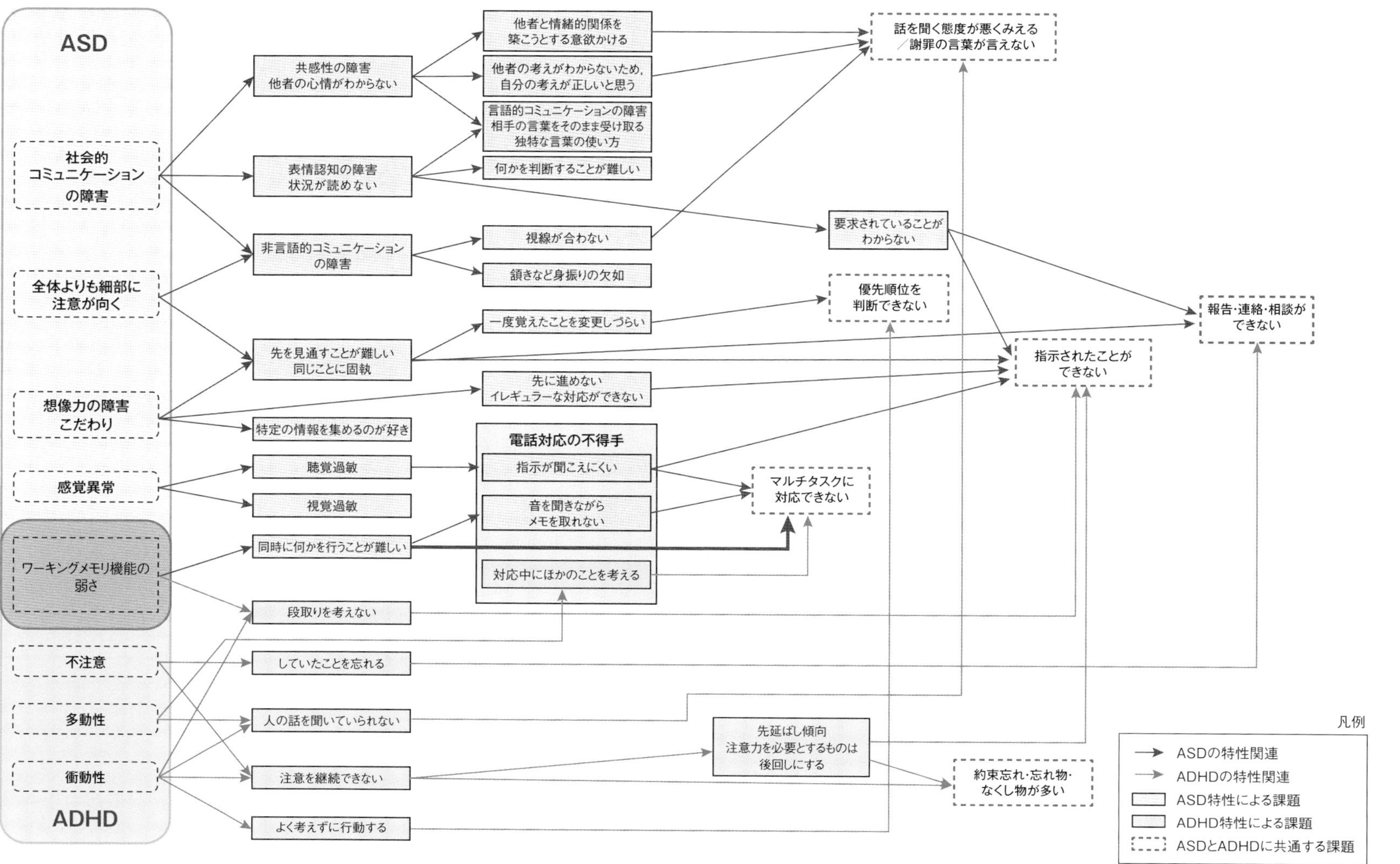

これまで説明してきた優先順位を考えられないことや報・連・相ができないこと，指示が聞けないことは，発達障害がなくともできない人はいるでしょう。これらのことは，入ったばかりの新人看護師には難しいことですし，自信のなさなどによって優先順位を考えることが苦手という人もいるかもしれません。また，発達障害があったとしても，障害特性の強さは個人差が大きく，同じASDの診断があったとしても，できることできないことは人それぞれ違います。発達障害のある人への支援を考えるとき，診断の有無や病名にとらわれるのではなく，どのような原因でどのような問題が起きているのか，何ができて何が難しいのかを，一人ひとりアセスメントすることが必要です。ASDがあるから夜勤はさせられないとか，失敗するかもしれないからこれはさせないでおこうといったレッテル張りや安易な禁止は差別とみられることもあります。発達障害のある人への支援は，看護と同じく，アセスメントしたうえで個別性を考えた対処を行うことになります。もし，何度同じことを説明しても改善されず，同じ失敗をするということがあるのであれば，それは説明方法や対処方法を変えるべきです。

また，大人の発達障害では，障害特性はそれほど強くなくとも，うつのような二次障害が併存していたり，生まれ育った環境によりアダルトチルドレンの傾向を合わせもっていたりすることもあるため，問題解決型のアプローチだけでなく，カウンセリングのような心理的アプローチもあわせて行ったほうがよいです。二次障害が発現してしまうと，本人だけでなく，周囲の人も苦しくなってしまいますので，発達障害のある人への対応を行う際は，常に味方であるというスタンスを保ち，よくよく話を聞くことが大切です。そのうえで，できていることや得意なことに着目し，長所を伸ばしていくようにするとよいでしょう。

### 文献


1）佐藤恵美：もし部下が発達障害だったら．ディスカヴァー・トゥエンティワン，東京，2018，p75-76.

2）Beswick G, et al：MANN, Leon. Psychological antecedents of student procrastination. Australian psychologist, 23(2): 207-217, 1988.

3）對馬陽一郎ほか：ちょっとしたことでうまくいく 発達障害の人が会社の人間関係で困らないための本．翔泳社，東京，2018，p135.

4）Richer JM, et al: Gaze aversion in autistic and normal children. Acta Psychiatrica Scandinavica, 53(3): 193-210, 1976.

5）Madipakkam, et al: Unconscious avoidance of eye contact in autism spectrum disorder. Scientific reports, 7(1): 1-6, 2017.

# 4章

# 実践支援

学校や病院などの現場で
実践すべき配慮や支援方法について
押さえていきましょう

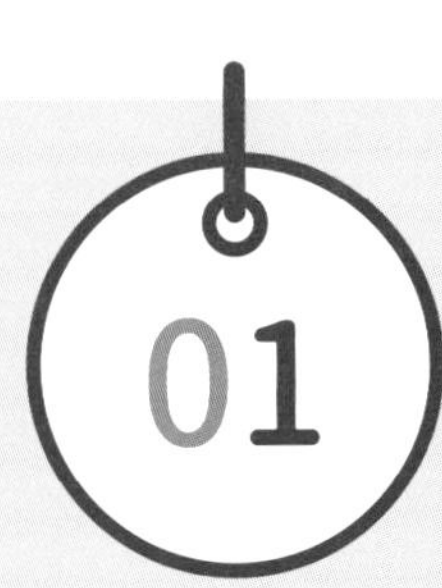

# 01 当事者目線での想像，対話と合理的配慮

西村優紀美

## 適切な支援を見極めるための手順

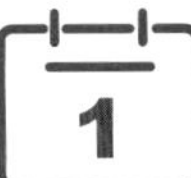

## 1 当事者は努力し続けている

### 少しずつ適応的な態度を身に付けていく

一般的に，大学に在籍する発達障害のある学生は非常に穏やかでまじめな印象をもたれることが多いのが特徴です。ASD（自閉スペクトラム症）の特性がある学生は，これまでコミュニケーション上の困りごとが多かったため，人との交流を好まないタイプの学生もいますが，積極的にコミュニケーションをとりたいと思う学生もいます。また，ADHD（注意欠如・多動症）の特性がある学生も，本来もっている多動性が成長とともに表に現れにくくなり，見かけ上は落ち着いてみえることがあります。不注意タイプ（不注意優位型）の学生は控えめで落ち着いている印象をもたれる場合もあります。SLD（限局性学習症）特性のある学生は学修を怠けているようにみえるかもしれませんし，DCD（発達性協調運動症）特性のある学生は，機敏さがなくもたもたしているようにみえる可能性があります。このような基本的な特性は生涯もち続けるわけですが，青年期に至る人々は年齢相応の発達による成長と社会生活を通した成熟を経て，少しずつではありますが適応的な態度を身に付けていきます。また，苦手な分野に関しては，元来もっている物事を追求する態度とたゆまぬ努力，そして，適切な配慮などの環境整備によって，さらなる適応的な行動を期待することができます。

### 完璧な準備を超えてくる社会生活

大学に進学するASD特性のある学生は，これまでの生活のなかでうまく対処する方法をパターンで覚え，切り抜ける術を会得していることが多く，高等学校までは「ちょっと変わった不思議な子」といわれながらも，ピンチを切り抜けてきた人たちです。彼らはまじめに努力をし続け，その苦労は誰にも語らない秘密として内に秘め，ひたすら努力を重ねて学校生活を送ってきたというエピソードをもっていることが多いようです。しかしながら，成長するにつれ社会生活も複雑になり，本人が完璧に準備したつもりでも，それを

**図1** 頑張っているのに，なぜか叱られる

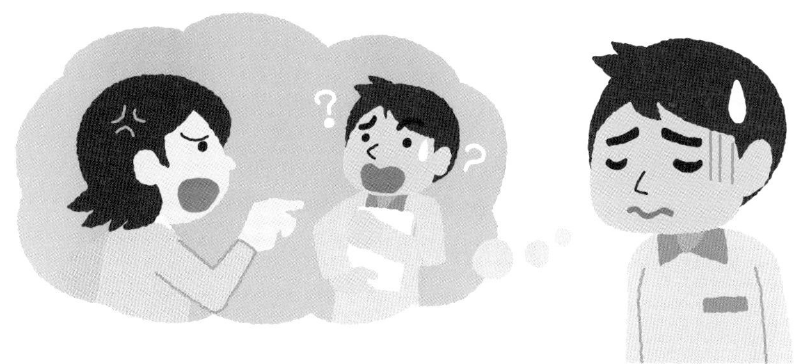


はるかに超える場面に直面したとき，パニックになってしまうことがあります。また，予想もしないことで周囲の注目を浴びてしまったり，周囲から浮いた言動をしてしまったりすることがあり，本人の意に反して大きなトラブルになってしまう場合もあります（**図1**）。

多くの学生は，頑張ってきた記憶よりも，苦労して何とかここまでやってきたという記憶が強く印象に残っているといいます。新奇場面に弱いだけでなく，想定外のことに直面したときの混乱は周囲の人が想像する以上に大きいものであることを忘れてはいけません。

## モチベーションと興味に導かれる

ADHD特性のある学生は，たとえ障害告知がされていても，問題を回避するための方策を考えたり，すぐに対処したりすることが苦手です。多動性—衝動性が高い学生は「しなければいけないことはわかっています。モチベーションが上がると自分でもびっくりするくらい集中できますが，急に興味がもてなくなることがあります。もっと面白いことを求めてしまうからです」と言います。1つのことに集中を持続し続けることが難しい人もいれば，過集中といえるほどの集中力で一気にやり遂げてしまう人もいて，周囲の人のペースと合わずにグループワークの仲間関係に支障をきたしてしまうのです（**図2**）。「誰もわかってくれない」と孤立感を感じたり，自分を認めてくれない人に反抗的な態度をとってしまったりすることで，周囲の人の信頼を失ってしまう場合もあります。本人は自分の興味に引きずられて衝動的に行動しているだけなので，反抗する気持ちやグループの和を乱すつもりはまったくないのです。誰も自分のことをわかってくれないという疎外感や，自分への正当な評価を得られないという体験は，新しい人間関係の築き方にも影響するので，支援者は目の前にいる学生の言動に惑わされることなく，学生の特性を念頭に，本人の声に耳を傾け丁寧に向き合う姿勢が必要です。

**図2** 過集中で周囲に注意が払えない・興味が移って集中できない

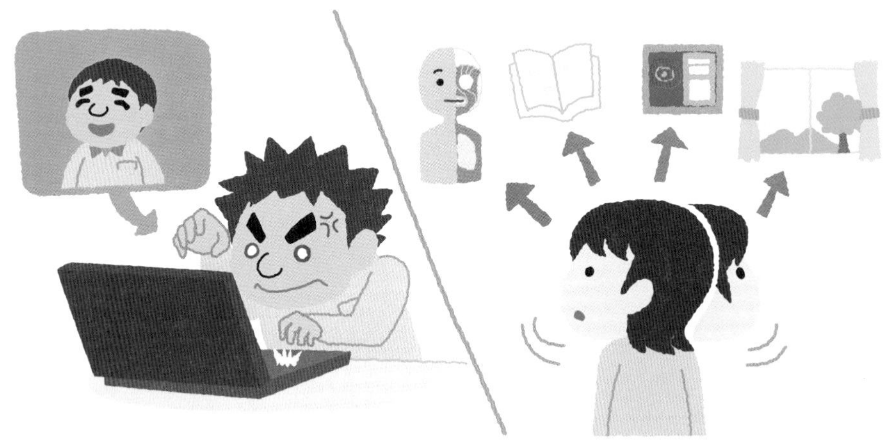

## 自分自身に失望する

不注意タイプの学生は,「するべきことはわかっています。しないとどうなるかもわかっています。課題を前にして,ふと気がつくと2時間くらい時間が経っていることがあります。先生や家族は対処法を丁寧に教えてくれますが,それはすでにわかっていることなのです。わかっているけど結果的にできない自分に対して途方に暮れています」と言います。「何をしてよいかわからないから,ぼーっとしている」というよりも,「やるべきことはわかっているのに,実行に移すことができないことに困っている」という表現が,本人の心情に合っているような気がします。このようなタイプの人は,だれを責めるわけでもなく,ひたすら自分自身に失望し,苦しい思いをしています。指導に当たる教員は,「これくらいできるはず」と思ったり,「教員のアドバイスを無視している」と解釈したりするのではなく,できないことに苦しんでいる本人の心情に思いを馳せ,ほんの一歩を踏み出す手助けをしていくとよいでしょう。たとえば,集中しやすい学習場所を学生に選択してもらい,するべきことをスモールステップで示し,段階ごとに中間評価の機会を設けるなどが考えられます。状態によっては主治医に相談し,服薬の調整をしてもらうことも必要になるでしょう。

## 努力してもみんなと同じことができない

SLD 特性のある学生は,学びに大変苦労してきた人たちです。どの授業科目も,書くことと読むことは必須ですし,試験による評価が中心です。書くことや読むことに時間がかかり,時間内に試験問題の解答をすることが難しくて,理解しているにもかかわらず点数が取れないということが起きてしまいます。SLD 特性のある人たちは,努力してもみんなと同じことができないことに苦しみます。例えば,漢字を覚えることができないとか,うまく文章を読むことができないことに大変苦労し,自信を失っている人が多くいます。周囲の人からも「努力が足りないのでは？」と言われたり，「昨日，あれだけ練習したのに，もう忘れたの？」と言われたりすることがあり，学習に向かうエネルギーがなくなってしまうようです（**図3**）。近年，SLDには，その障害特性に対応した支援機器の使用が認められ，学びやすい環境になってきています。早期にさまざまな学び方があることを伝え，自分は何を使うと便利なのかを知ることで，学ぶことから退却することはなくなっていくと思われます。

**図3** 書くことや読むことに時間がかかり，学習に向かうエネルギーがなくなる

### ≫ 細かな作業に時間がかかってストレスを感じる

DCD特性のある学生は，日常生活や学習，実習を含む大学生活など，日々のあらゆる行動に協調運動が求められ，いわゆる極端に不器用で細かな作業に異常に時間がかかり，ストレスを感じています。看護学生の場合，繊細な医療器具を使用する際に，力加減をコントロールすることが難しく，また，患者の身体に触れるときの力加減がわからず，叱られてしまうこともあるでしょう[1)]。身軽に動き回ることができず，バタバタしているように見え，実習中の態度に関して低い評価をされる場合もあります。本人は，そのつど困難を感じているので，日々疲れやすく，自己肯定感が低くなっています。本人はうまくできないことを自覚していて，イライラしてしまうことが多いので，支援者は焦らせず，気長に，段階的な指導を行うという姿勢が必要です。また，物の管理もうまくできないことが多いので，例えば，大切なプリントはクリアファイルに入れ，折れ曲がったりしわくちゃにしない工夫をするなどの対処が考えられます。細かな作業でも繰り返し練習することで習熟する場合もあり，大学はその機会を提供する必要があります。自分なりの対処法を試行錯誤のなかから見つけていく機会を提供することが配慮となります。

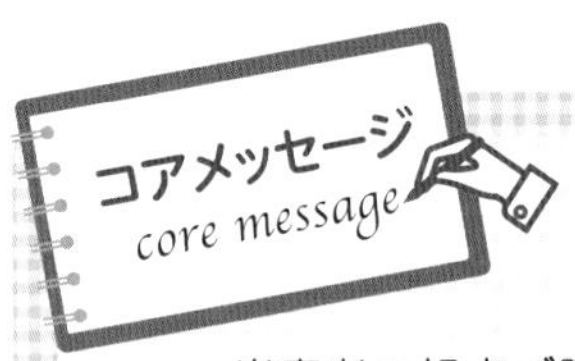


当事者は努力し続けている

・当事者の視点で障害特性を理解することが大切です。
・発達障害にはいくつかのタイプがあり，タイプごとに困り感は異なります。

## 2 学生の語りを通して当事者の視点を想像する

かつて筆者が支援した学生の語りを紹介します。

### 新奇場面への不安

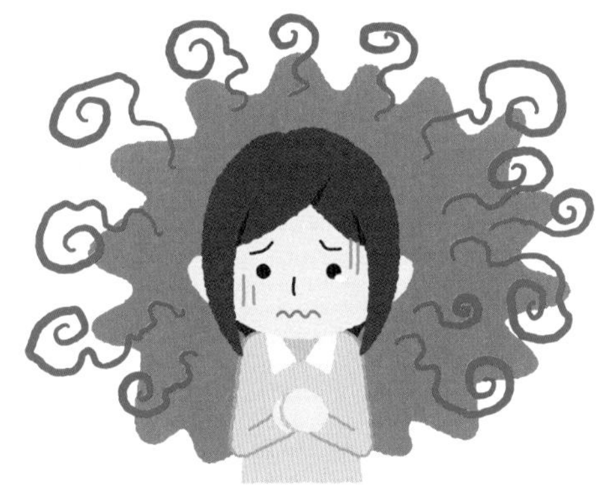

*Aさんは，新しい環境に向かうとき大きな不安を抱えてしまいがちでした。専門の授業が多くなるにつれ，周囲の学生は自分自身の将来像を語り始めます。Aさんは「将来のことを考えるのが辛い。中学生の頃，ケガをして入院したときにやさしかった看護師さんのような人になりたいと看護学科入学しました。看護の仕事は見えるところ以外のことが多すぎて，ときどき頭が真っ白になってしまいます。未知と遭遇は倒れそうなほど苦しいです。不完全な自分に不安です」と泣きながら訴えます。学科では優秀な成績を収めている学生ですが，実習での評価が低く，このまま新しい学年に進むのが怖くて仕方がないようでした。*

具体的な修学プロセスが想像できず，ただうろたえてしまう彼らの不安は計り知れません。一般的に，ASD特性のある人は“未知“のことに対する不安感が非常に大きく，これまでの経験の積み重ねを圧倒するほどの大きな恐怖感としてのしかかってくるものだといわれています。修学支援では，彼らにとって”未知”のことを整理し，継次的にスケジュール化したうえで，今，しなければならないことを明示し，一歩踏み出すためのサポートをしていく必要があります。将来への向き合い方について，具体的な行動レベルでわかりやすく伝えていく作業といえるでしょう。

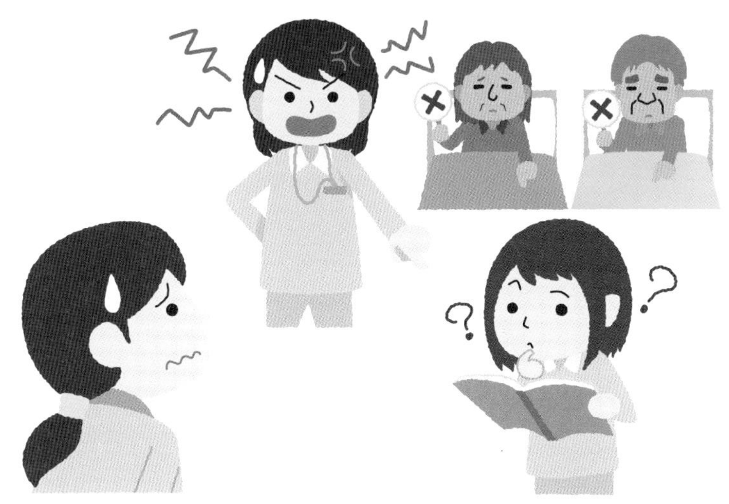

## 想像性の障害，こだわり

*Bさんは ASD と ADHD の診断がある学生です。思春期に診断され，本人にも告知されているので，自身の障害特性についてよく理解しています。看護学科に入学したのは，家族の強い勧めによるものでしたが，本当は考古学の研究者になりたかったと言います。Bさんは座学の授業はよい成績をとることができました。1つのことに集中すると，徹底的に突き詰めてしまう性質があるため，教科書だけでなく，より詳しい専門書で事前学習を行い授業に臨んでいたので，トップクラスの成績評価でした。*

*最初のつまずきは臨地実習でした。Bさんが授業で習ったり専門書で学習したことが，臨床ではそのまま行われていないことに気づきました。病院の看護師の知識不足ではないかと思い始めたBさんは，そのことを実習日誌に書いたのですが，実習指導担当の教員から内容に関して注意されました。また，一生懸命に教科書通りの方法で看護を行っていたにもかかわらず，患者から「あの看護学生を私の担当から外してください」といったクレームが絶えませんでした。Bさんは，なぜ自分の努力が報われないのかわかりませんでした。努力に見合う評価が得られないことを不満に思ってしまうBさんでした。*

### ASD と ADHD の両方の特性がある学生

ASD と ADHD の両方の特性がある学生は，Bさんのような状況に陥りがちです。知識として学ぶことが得意で，完璧に記憶することはできますが，臨床はさまざまなファクターが複合的に影響し合い，教科書通りに進むわけではありません。多くの学生は，授業で学んだことであっても，臨床ではその通りに行えないこともあることを知っていますが，ASD 特性のある学生は，学んだことがすべてと思いがちで，相手の気持ちとは関係なく，自分の思いを優先してしまいがちです。「教科書に書いてある」という絶対的なエビデンスを背景に，彼らは自分の考えを変えようとはしません。Bさんのようなタイプは，自分で描いたストーリーに固執し，そのことが相手にとってどういう影響があるかを想像することや，経験のある看護師からの助言を得ることによって，より適切な対応が可能になるかもしれないという判断を選択することができないのです。

このようなタイプの学生には，臨地実習で明示化されていない部分を「可視化」することで，彼らの認識はアップデートしていきます。彼らは知っていて反抗しているのではなく，明確に伝えられていないからしなかっただけなのです。教員にとって暗黙知を形式知に表していく作業は困難さを伴いますが，看護職にかかわる「生命と個人の尊厳」，「高い倫理観」，「人々の健康の回復と増進に向けた援助」，「地域社会の人々の健康と福祉への貢献」など，大学としての3つのポリシー（ディプロマポリシー，カリキュラムポリシー，アドミッションポリシー）に係る本質的意味を，特性のある学生が理解できるように伝えていく必要があります。起こっている問題と3つのポリシーがいわんとするところを絡めながら繰り返し丁寧に伝えていくことで，その必要性を認識していくことができます。

## 当事者の思いと感情

### 試される支援者の想像力

先述した2人の当事者のエピソードと語りを通して，彼らの思いと感情に近づけた人は多いのではないでしょうか。共感することはできないけれども，彼らの視点で出来事を眺め，彼らの思いを想像することは，発達障害のある人の支援者にはとても大切な能力になります。まさに，支援者の想像力が試されているといってもよいでしょう。支援者は，まずは障害特性を知り，当事者の立場に立って人的・物理的環境を見直す必要があります。彼らの視点で世界はどのようにみえているのだろうかと思いながら教育環境を眺めてみると，障害特性に対する配慮の方法を見つけ出すことができます。

### 障害特性の多様性と支援者の着眼

社会的コミュニケーションやこだわり，あるいは集中力のコントロールなどの障害特性は診断基準に当たりますが，診断時期や家庭環境，学校での対応の有無，仲間関係など，その人のこれまでの人生によって表れ方は異なってきます。特に，学齢期にいじめや排斥を受けた経験がある場合，人との関係に敏感になっていることが多く，些細な思い違いが大きな被害感や不安に結びついてしまうことがあるのです。また，家族関係も彼らの自尊心や自己肯定感に大きく影響します。家族面接では生育歴の聞き取りも行いますが，乳児期の育てにくさがあった場合，母子相互作用にも影響し，その時期の発達課題である基本的な信頼関係の獲得にも影響を及ぼす場合があります。場合によっては，愛着形成への影響も視野に入れる必要があり，基盤にある発達障害に加えて，併存症への理解も進めていかなければなりません。

その一方で，彼らの基本にある優れた特性が，社会生活にうまくフィットする場合も多く，大学においても高い評価を受けることがあります。たとえば，根気強くあきらめない性質で，理系学部でこれまでにない実験結果が得られた学生もいますし，放射線医学の分野で能力を認められた学生や，驚異的な集中力ですばらしい研究成果を上げている人もいるのです。既存の考え方にとらわれない斬新な見方や発明・発見は，彼ら独特の「物事に対する態度」の結果ともいえますが，彼らの発想や着眼点が何ものにも代え難い優れた能力として発揮されることがあるのです。

支援者は，障害特性によって起きる問題に目が向きがちですが，特性による優れた部分にも着目し，その特性が学びに生かされるための配慮や工夫の創出が求められてきます。

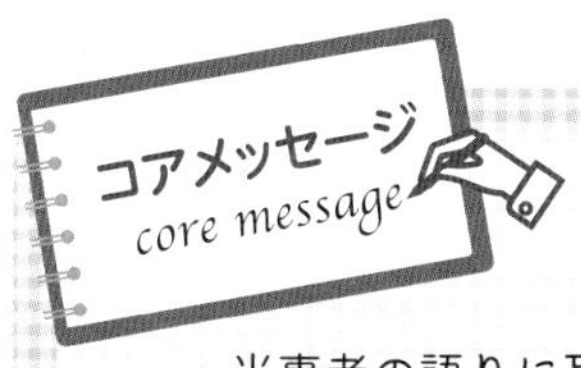


**学生の語りを通して当事者視点を想像する**

- 当事者の語りに耳を傾ける態度が重要です。
- 新奇場面への不安感は経験知を積み重ねると減少していきます。
- 看護職に係る理念とポリシーを丁寧に伝えていくことが大切です。



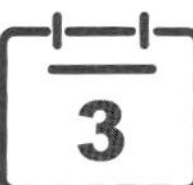

## 3 障害者差別解消法と合理的配慮

障害のある学生の支援を考えるうえで，以下の３点を念頭に置く必要があります。１つ目は，大学教育における理念･目標を達成するための教育環境の整備と指導の工夫であり，大学としての教育の保障を意味します。２つ目は青年期における発達保障の観点です。多くの大学で教育理念や目標に掲げられているこの２つの視点は，障害の有無に関係なく，すべての学生に向けて，個性の尊重や青年期のアイデンティティの確立を目指した教育の質保証を意味しています。そして，３つ目が障害学生支援の視点である障害者差別解消法で示された「不当な差別的取り扱いの禁止・合理的配慮の提供」になります。障害のある人が平等な社会参加の機会を得るための法的権利保障，つまり，平等な参加と競争になるように勝負の土俵を整えるための支援です。ここでは，障害のある学生に対する合理的配慮について紹介していきます。

## 障害のある学生への合理的配慮

### 法的根拠

障害のある学生への支援を行ううえで，まずはその法的根拠となるところを十分に理解しておく必要があります。国連の「障害者の権利に関する条約」の締結に向けた国内法制度の整備の一環として，すべての国民が，障害の有無によって分け隔てられることなく，相互に人格と個性を尊重し合いながら共生する社会の実現に向け，障害を理由とする差別の解消を推進することを目的として，2013 年 6 月，「障害を理由とする差別の解消の推進に関する法律」（通称「障害者差別解消法」）が制定され，2016 年 4 月 1 日から施行されました[2)]。この法律では，障害を理由とする差別を解消し，障害のある人から配慮を求める意思の表明があった場合には，社会的障壁を取り除くために合理的配慮を提供することが求められています。

文部科学省は「障害のある学生の修学支援に関する検討会」を開催し，2017 年 4 月，検討結果を「障害のある学生の修学支援に関する検討会報告（第二次まとめ）」として公開しました[3)]。ここでは，高等教育段階における障害学生支援のあり方について基本的な考え方と対処法，教育方法や進学，就職など，大学が取り組むべき内容や留意点が示されています。

### 合理的配慮（内容）決定までの流れ

合理的配慮（内容）の決定手順として，まずは学生自身からの支援に関する意思の表明が必要となります。**図 4** に示したような流れで行われるのですが，第二次まとめには，「これらの手順は一方向のものではなく，障害の状況の変化や学年進行，不断の建設的対話，モニタリングに内容を踏まえて，そのつど繰り返されるものである[3)]」としており，特に，学生からの申し出がない場合においても，「大学は日頃から学生個々の（障害）特性やニーズの把握に努め，障害をもつ学生自ら社会的障壁を認識して正当な権利を主張し，意思決

**図4** 合理的配慮提供までの合意形成プロセス

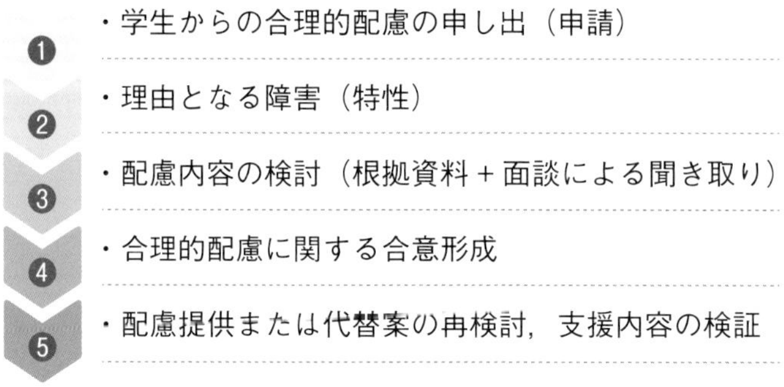

❶ ・学生からの合理的配慮の申し出（申請）

❷ ・理由となる障害（特性）

❸ ・配慮内容の検討（根拠資料＋面談による聞き取り）

❹ ・合理的配慮に関する合意形成

❺ ・配慮提供または代替案の再検討，支援内容の検証

定や必要な申し出ができるように，必要な情報や自己選択・決定の機会を提供する等に取り組むことが望ましい[3)]」としています。ここでいう「建設的対話」とは，「障害のある学生本人の意思を尊重しながら，本人と大学などが互いの現状を共有・認識し，双方でより適切な合理的配慮の内容を決定するための話し合い[2)]。」と定義づけています。

原則として，学生からの申し出に際しては，障害の状況を適切に把握するための根拠資料が必要になってきます。根拠資料として挙げられているのは，障害者手帳，診断書，標準化された心理検査などの結果，専門家の所見，入学前の支援状況に関する資料などですが，すべてが必要であるとしているわけではありません。特に，高等学校まで受診する必要がないまま大学まで進んできた学生は，発達障害の特性があるかもしれないという理由で受診すること自体が想定外のことなので，このような場合は，大学は学生に対して根拠資料を準備するための支援をする必要があります。また，報告書では「学生本人に社会的障壁の除去の必要性が明白であると現認できる場合には，資料の有無にかかわらず，合理的配慮の提供について検討することが重要である[3)]」として，大学は学生との建設的対話を積極的に行うことを勧めています。

## 発達障害のある学生への特有の配慮

### ≫“合理的配慮”の出発点

合理的配慮は障害のある学生本人からの申し出を出発点として検討が行われ，建設的対話による合意形成のうえ，配慮提供が始まります。ここでは“セルフアドボカシーの考え方”が基盤にあります。つまり，障害のある人が，本人の意思とは別に一方的に支援される対象となるのではなく，自分に必要な支援を主体的に表明し，それに基づいて大学側と建設的な話し合いを行うなかで，実際の配慮内容を決定していくという考え方です。同じ診断名の人でも，本人の状態や周囲の環境，学ぶ内容によって提供される配慮はさまざまです。配慮を受ける本人がまずは自分自身の特性を知り，自分に必要な配慮を適切に伝えられる力が必要となります。

大学側の支援者も建設的対話の相手として学生とどのように向き合うかが重要になってきます。特に，発達障害のある学生の対人的コミュニケーションの特性を十分理解しつつ，対立した関係になるのではなく，学生の意思を尊重しつつ，相互理解を図るための対話を心がける必要があります。別のいい方をすると，お互いに同じ方向を見ながら対話するイメージです。

### ≫本人が意思表明をする難しさ

発達障害のある学生の場合，その特性上，修学上の困難さを言葉で表したり，自分に必要な配慮を適切に伝えたりすることが苦手な人がまだ多いのが現状です。

ある学生の言葉を紹介しましょう。大学入学後に修学上の問題が生じ，気分も沈むとのことで受診し，診断が出たＣさんの初回面談での言葉です。

「自分には何ができて，何を支援要請すればよいかわかりません。これまでの人生は一生懸命に頑張るだけでした。その結果，入試にも合格することができました。でも，大学の授業では，必死に頑張るだけではうまくいきませんでした。病院では自閉スペクトラム症と診断されました。主治医から説明を受け，関連する図書をたくさん読んで，客観的には困難さについて理解できましたが，だからといって，大学に『配慮をお願いします』ということにはつながらない。自分のなかの何が障害特性で，自分には何ができるのか，私にとって合理的配慮とは何なのかを一緒に話し合い，相談に乗ってくれる人が欲しい。話し合いの場をもってほしいです」

Ｃさんのように，高等学校までは，学校や家族のさりげない配慮のもと，自身の努力によって問題解決してきた学生は，次々と起きる課題に挑み続けてここまできたと語ります。つまり，だれかと一緒に振り返り，自分の思いを語り，結果を検証する機会はほとんどなかったということになのです。これは，すでに障害告知をされている人であっても同様です。周囲の大人がさりげない配慮をしていて，本人が障害特性に対する配慮を求めた経験がない場合も，Ｃさんのように診断がついて間もない場合も，支援に関する意思表明を行った経験がないため，支援の出発点である“合理的配慮に関する意思表明”ができないのです（**図5**）。

**図5**　意思表明の経験はないが，話し合いの場を求めている

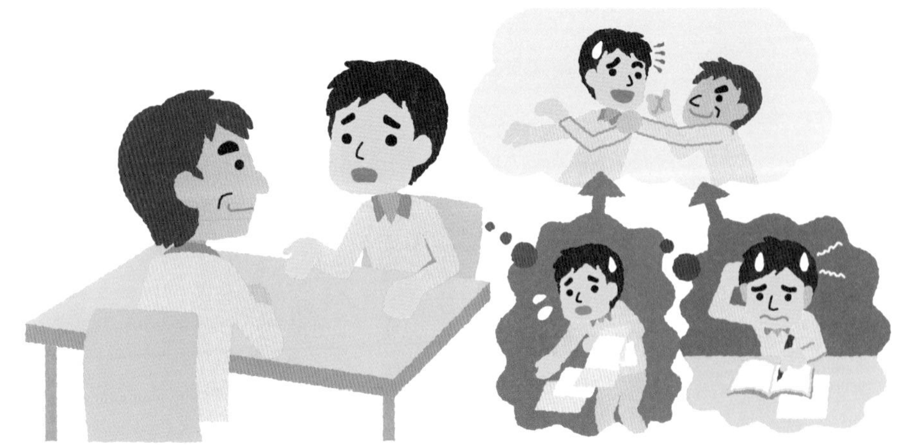

### 建設的対話の効果

支援において“建設的対話”によりもたらされる効果はとても大きいものがあります。人は自分の経験を他者に承認してもらい共有してもらうなかで，自分と社会とのつながりを意識できるようになります。また，社会性を獲得するには他者との語り（対話）が必要であるといわれています[4)]。障害のある学生の支援において，学生と支援者が語る機会をもつことが，学生が自分自身の特性や必要な配慮を知るための経験の場を保障することにつながるからです。

### 合理的配慮を実現する支援者の態度

“建設的対話“においては，支援者の態度が非常に重要になってきます。支援者は学生の自己選択・自己決定を尊重しながらも，判断に必要な情報を提供し，学生の意思決定を支援する必要があります。大切なことは，障害学生と支援者が協働してどのような工夫や配慮が必要なのかを一緒に考えていくという関係性を築くことです。決定した配慮内容は学生に提供されますが，それが学生の学びを保障するものでなければ当該学生にとっての合理的配慮であるとはいえません。再度，配慮内容を検討し直し，検証していくというプロセスを保証することも必要になってくるでしょう。

### 意思決定の支援とは

ここで“意思決定を支援する”という考え方を紹介します。“意思決定能力”とは，自分の置かれた状況を客観的に認識して，意思決定を行う必要性を理解し，そうした状況に関連する情報を理解，比較，活用して，何をしたいか，どうすべきかについて自分の意思を決めることであるといわれています[5)]。意思決定過程の支援，つまり，意思決定を，支援を受けながら行う“支援された意思決定”の概念を採用すると理解しやすいと思います。学生が自分にとってよりよい選択，適切な判断ができるためのプロセスを支援するという意味で，ここでは支援者の態度が重要になってきます。つまり，学生が自身の特性に対する合理的配慮を適切に要請することができない場合において，支援者側が学生の意思決定や意思表明を性急に求め，本人の自覚や意思を軽視してしまうことのないように，支援者は自身の役割を自覚しておく必要があります。

## 支援に有効な「問題の外在化」という考え方

### 問題を人格と切り離す

ASD や ADHD 特性のある学生に有効な対話法の 1 つに“問題の外在化”という考え方があります[6)]。例えば，多くの人に共通するものではありますが，問題が発生した場合，「問題を起こしたダメな自分」と語ることが多いのですが，問題を本人の人格と切り離して，「問題は自分自身と切り離された外にあり，問題に苦しめられている私」という考え方を採用するのがこの方法の特徴です（図6）。問題の外在化によって，本人と一緒に工夫や配慮について考え，解決方法を模索していくことや，建設的な対話が可能となっていきます[7]。

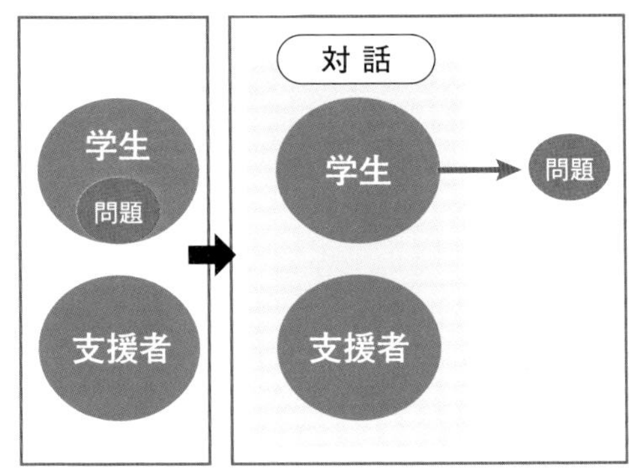

図6 問題の外在化

「人が問題なのではなく，問題が問題なのだ」という考え方を採用することによって，さまざまな対処法を考え，自分に合った方法を「とりあえずやってみよう」という気持ちになることが多いのです。マイケル・ホワイトは，「問題が人から離れた存在になったとき，そして人々が自分のアイデンティティについての窮屈な『真実』や自らの人生についてのネガティブな“確信“から解放されたとき，人生の窮状に対処する行為において新しい選択肢が得られる」と述べています[6]。

### 語りにおける支援者の役割

さらにホワイトは，ナラティブ・セラピーのなかで人々がセラピストに対してストーリーとして再著述する会話の意味を次のように述べています。「人々は語るとき，あるテーマやプロットに従って時間軸上に人生の出来事を順番に結びつけていく。こうしたテーマはしばしば，喪失や失敗，無能，無力感ないしは挫折を反映している。再著述する会話は，人生についてのストーリーを発展させ，語り続けるよう人々を促すと同時に，彼らのないがしろにされてきたが重要性を秘めた出来事や経験を盛り込むよう助ける」[6]。学生との会話は現在の困難さに焦点を当てていますが，支援者に与えられた役割は，彼らの語りのなかにある解決への芽を一緒に見つけ出し，会話のなかで実現可能なリソースに再構成していくことです。これまでの努力を労いながらも，報われなかった努力の陰に隠れている解決へのリソースに着目するような会話を展開することによって，学生自身が自分の人生に対するポジティブな感覚を取りもどしていくことができるのです。

支援者は，目の前の学生を自分自身の物語を語る主人公として尊重し，その語りに耳を傾け，対話のなかから，本人にとっても支援者にとってもより有益な新しい物語を共同構成することを目指して行われる必要があります。

## セルフアドボカシーの考え方

### “Nothing About Us Without Us”

合理的配慮について考える際にセルフアドボカシーという考え方が非常に重要になって

きます。障害者権利条約は，「私たちのことを私たち抜きで決めないで“Nothing About Us Without Us”」をスローガンに，世界中の障害当事者が参加して作成され，2006 年に国連で採択され，2014 年に日本も批准しました。このスローガンは，障害者のセルフアドボカシー（自己権利擁護）の理念を端的に表している言葉として受け止めることができます。障害のある人は「支援される対象」という受け身な存在ではなく，基本的人権として自分自身のことを自分で決めることができる存在なのだという思いが込められていることを支援者は心に留めておく必要があります。

先ほど紹介した合理的配慮の内容決定手順のなかで，根拠資料について説明しましたが，文部科学省の第二次まとめには「適切な配慮内容決定のためには，本人が自らの障害の状況を客観的に把握・分析した説明資料等なども有効である[3)]」との記述があり，学生本人が自分自身に必要な合理的配慮の内容について要請することも可能であるとしています。発達障害のある学生の場合，合理的配慮の要請にあたって適切なセルフアドボカシースキルを身に付けるための支援が必要になる場合が多く，そのためにも，建設的対話のあり方が重要になってきます。

**障害者差別解消法と合理的配慮**

・障害のある学生への合理的配慮は，学生との建設的対話が重要です。
・合理的配慮の提供は，学生からの配慮申請により検討されます。
・学生がセルフアドボカシースキルを身に付けるための支援が必要です。

## 4 障害の尊重とチームでかかわる視点

### ≫ 本人も参画するプロジェクト型チーム支援

修学支援に関しては学部が支援を提供する母体となりますが，担当する教員だけが支援を行うわけではありません。**図 7** に示すように，学生にかかわる関係者を含むプロジェクト型のチーム支援の体制をつくる必要があります。発達障害の特性は，個々の学生に特有の現れ方をしますから，支援の場でそれぞれの関係者が得られた個々人の知識が，学生を取り巻くチームとしての組織知となることと，それを有効に活用した支援方法を展開することが重要になってきます。

具体的には，1 人の学生への支援を 1 つのプロジェクトとみなし，支援関係者全員の専

**図7** 修学支援における知識創造の場

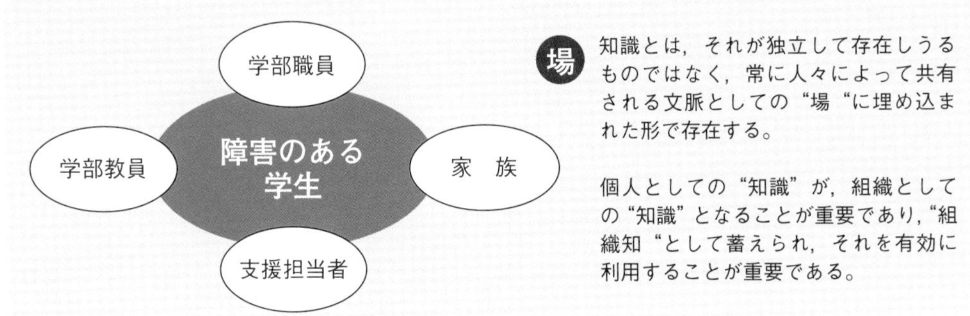


門性を尊重し，学生本人も支援チームに参画することで，効率的な支援が展開できます（図8）[8)]。

大学には，学生相談室や障害学生支援室が設置されていることも多く，特に障害のある学生の支援に特化した支援室スタッフは，学生の支援だけでなく，学生を教育指導する教職員へのメタサポートも1つの役割になってきます。この際，支援者は学生に対して支援のプロセスを説明し，必要な情報を学部教職員と共有することについて了解を得る必要があります（図9）。

**図8** プロジェクト型チーム支援

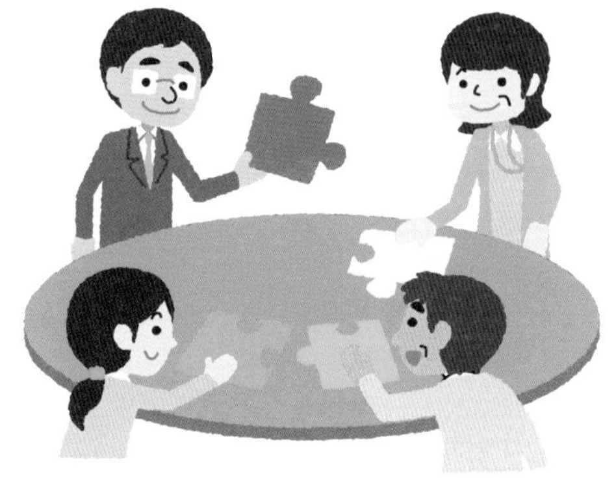

**図9** 1人の学生に対するチーム支援のイメージ

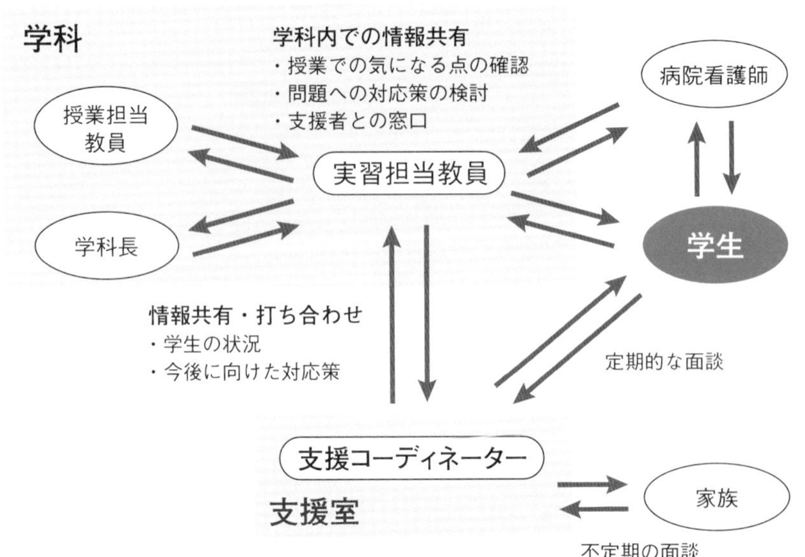

### 臨地実習における連携

臨地実習では，学内だけでなく学外の関係者との連携も必要になってきます。学外実習における指導者は実習機関（病院，学校）の所属であり，その機関において提供されるサービスも「障害を理由とする差別の解消の推進に関する法律」の規程に基づき，障害のある利用者などに対する合理的配慮提供の義務を負うことになります。また，教育活動の一環として実習が行われる場合には，学生を送り出す側の高等教育機関にも合理的配慮提供の責任が生じることを意識する必要があります[9)]。

**障害の尊重とチームでかかわる視点**

・プロジェクト型の支援チームの形成が有効です。
・個人知を組織知にするためのチーム形成が大切です。

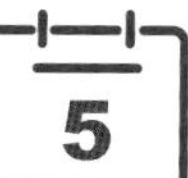

## 5 障害者支援に携わる支援者のケア

### カサンドラ症候群

発達障害のなかでも，ASD 特性のある学生を支援する場合，周囲の関係者への精神的なサポートが必要になってくる場合があります。近年，「カサンドラ症候群」とよばれ注目されていますが，例えば，ASD 特性のある夫の共感性に問題があるために，妻がうつやストレス性の心身の障害を呈するに至るというもので，典型的な例としては，ASD 特性があるために共感性や情緒的な反応が乏しいパートナーと暮らしている人に起きるといわれています[10)]。これは，夫婦だけに起こる問題ではなく，家族や同級生，指導教員など本人と深いかかわりをもたざるをえない人に，これと同様のストレス性の心身の状態を呈するケースがあります。社会的コミュニケーションが苦手であり，相手の気持ちに共感したり，言外の意味を想像したりすることが苦手という 2 つの特性により，本人にとって重要な支援者が，共感的応答性の乏しさにより疲弊してしまったり，本人の反応に絶望してしまったりする場合があると，結果的に本人への支援が停滞してしまいます。

## ≫ 指導教員が疲弊したケース

臨地実習で指導教員が疲弊してしまったケースを紹介します。

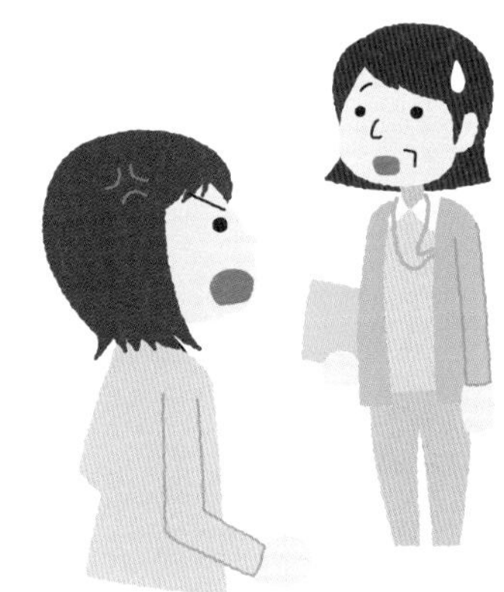

*Dさんは，ASD特性のある学生です。臨地実習ではEグループに所属しました。Eグループのリーダーは担当教員からDさんへのサポートを依頼され，Dさんもそれを了承していました。不器用な面もあるDさんだったので，リーダーは何かと声をかけたり，手助けをしたりしていたのですが，Dさんはリーダーが助けてくれる理由を自覚できず，不信感をもつようになり，ついに，指導教員に対して「リーダーが私の行動を制限しようとしていて不愉快です。先生が指図したのでしょう。止めるように言ってください」と訴えました。実習担当教員は，リーダーがDさんをこまめにサポートしているのを確認していたので，Dさんの訴えを聞いて，“相手がどういう気持ちで手助けしているのかがわからない“ことに驚きを隠せませんでした。*

*臨地実習に際し，支援者はDさんがどのような場面で混乱するかをある程度予測することができます。しかし，Dさん自身は失敗することを想定しているわけではなく，一生懸命に頑張ってやり遂げようとしています。特に，初めての場面では自分が何につまずき，どの場面で苦手さが顕在化してしまうかを想像することもできません。指導者としては，事前にサポートがあればDさんが失敗しないと思い，配慮としてリーダーにサポートをしてほしいと依頼したのですが，Dさんは指導者の意図に気づくことはできませんでした。それどころか，いろいろ気づかってくれたリーダーや指導者への怒りを表してしまいました。*

これは1つの例ですが，ASDの特性による共感的応答の乏しさと相手の気持ちを想像することの困難さは，知らぬ間に支援する側を疲弊させ，ストレスを抱えてしまいかねません。特に，看護を専門とする教員は，自身の看護職としての専門性まで否定されたような無力感を味わうこともあるようです。

## ≫ 合理的配慮の提供が保証するのは教育の保証

筆者は発達障害のある学生支援を専門としていますが，かつて臨地実習の支援にかかわったとき，支援学生から，「支援を受けても評価が低いのは，支援の仕方が悪かったんじゃないですか？」と言われたことがあり，ひどく驚いた経験があります。合理的配慮の提供は，教育の保証であり，結果の保証ではありません。配慮の結果，ほかの実習生と同じように実習に臨む環境が整ったということであり，必ずよい評価が与えられるとか，必ず合格することを保証しているわけではないのです。このような学生への対応は，評価基準を数値化するなど評価の可視化という対応が効果的です。筆者が体験した学生に対しては，実習指導教員がその学生への評価基準を細かく示しました。事前準備や勤務態度など，本人が頑張ったところの評価は高かったけれども，患者への臨機応変の対応や実習記録の評価が低く，結果的に総合評価が低かったことを説明することで学生は納得することができました（**図10**）。

**図10** 細かい評価基準の説明を聞いて評価に納得する

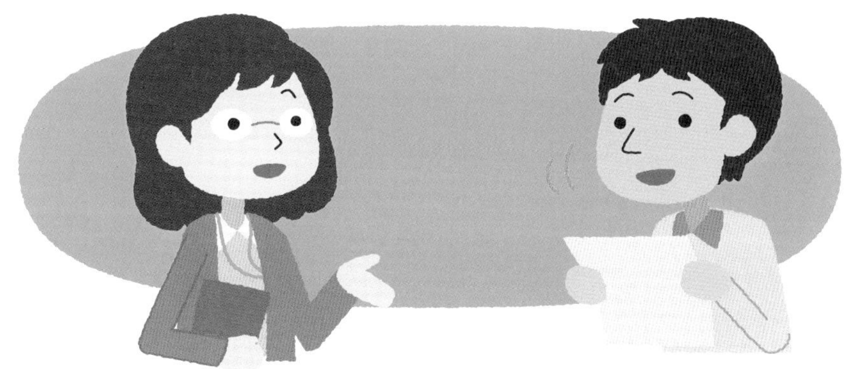

支援者が発達障害の特性を理解し，支援を求める学生のために提供した配慮であっても，学生が支援の目的や支援者の意図を理解していなければ，配慮が徒労に終わるだけでなく，周囲の人は精神的に疲弊してしまいます。本人にわかってほしいことは，**理由と目的**をはっきり示し，**そのための方法**も伝えたほうがトラブルにつながりにくくなります。繰り返しになりますが，合理的配慮は本人からの支援要請を受け，教育の本質を担保し，成績評価の基準を変更することなく，習得するための手段を工夫したり，多角的な評価方法を採用したりすることで提供できるものです。

## ≫ 誰か 1 人が疲弊してしまうことを回避する

発達障害のある学生の支援において，教員や支援者が学生のためにと思い対峙すればするほど，双方のストレスは大きくなります。教員及び支援者は学生との心理的距離を保ちつつ，複数の関係者によるチーム支援を行うことが重要です。支援者間での協働関係は支援者支援になり，誰か 1 人が疲弊してしまうことを回避することができます。それは，学生にとっても適切でストレスのない支援を受けることにつながります。

ASD 特性がある学生への支援は，社会的コミュニケーションのあり方が質的に異なることを念頭に置きながら，どのように行うべきことを理解してもらえるかを工夫する必要があります。例えば，行動レベルでの明確な指示や約束事は事前に行うことを関係者間で確認します。臨地実習でするべきこととその評価の仕方，指導者はどのような観点で評価するのかを，学生に前もって明確に示す必要があります。また，学生本人に介入するタイミングについても事前に伝えていくと混乱することはありません（**図 11**）。

適切な支援は，支援を受ける学生にとっても，教員や支援者にとってもストレスのないことが条件です。関係する人々が納得する合理的配慮を一緒に検討するプロセスが最も大切であることを心に留めておくとよいでしょう。

**図11** するべきことを指導者と確認する

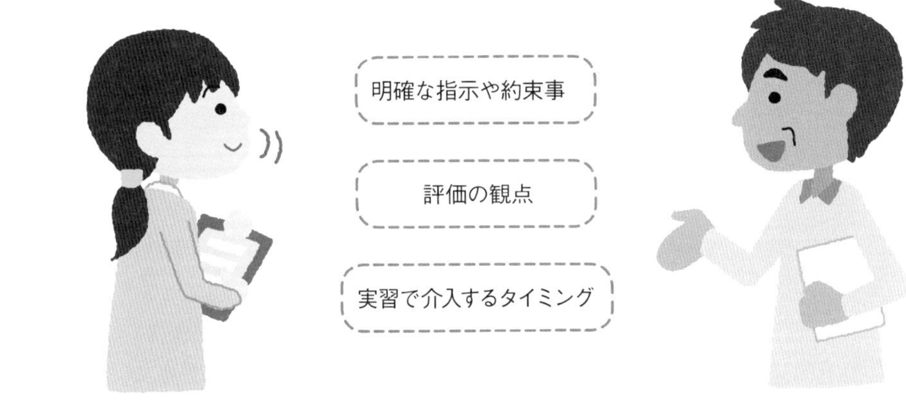


コアメッセージ
core message

**障害の尊重とチームでかかわる視点**

・担当者は１人で抱え込まず，支援チームを形成しましょう。

文献

1）安酸史子ほか：発達障害傾向にある看護学生の支援ガイドライン．文部科学省 科学研究補助金 基盤研究B『看護系大学における発達障害傾向学生に対するサポート・スペクトラム構築に関する研究』，2020.
2）内閣府：障害者施策の総合的な推進基本的枠組み．https://www8.cao.go.jp/shougai/suishin/wakugumi.html
3）文部科学省：障害のある学生の修学支援に関する検討会報告（第二次まとめ）．https://www.mext.go.jp/b_menu/shingi/chousa/koutou/074/gaiyou/1384405.htm
4）榎本博明：<ほんとうの自分>のつくり方ー自己物語の心理学ー，講談社現代新書，東京，2002.
5）菅富美枝：自己決定を支援する法制度　支援者を支援する法制度 - イギリス 2005 年意思決定能力法からの示唆．大原社会問題研究所雑誌，622, 2010.
6）White M：Maps of Narrative Practice．小森康永ほか訳：ナラティブ実践地図．金剛出版，東京，2009.
7）西村優紀美：発達障害の理解と対応ポイントー業務上の指導のコツ・二次障害への介入のポイント．月刊 Nursing, 39(2), 82-84, 2019.
8）西村優紀美：発達障害のある学生の修学・就労支援．独立行政法人日本学生支援機構　https://www.jasso.go.jp/gakusei/tokubetsu_shien/event/theme/h30/__icsFiles/afieldfile/2019/07/29/2019_u_1.pdf
9）SIG-TS（テーマ別専門部会）：専門職養成におけるテクニカルスタンダードに関する専門部会報告書（2020）[ 東京大学 ] 障害と高等教育に関するプラットフォーム形成事業，2020.
10）岡田尊司：カサンドラ症候群　身近な人がアスペルガーだったら，角川新書，東京，2018.

# 学内教育・臨地実習・評価での応用

西村優紀美

## 対応の具体的なマニュアルと支援内容の可視化

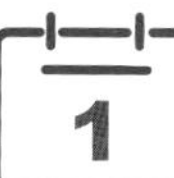

## 初等中等教育から高等教育機関への移行

### 合理的配慮と教育的配慮

診断がある生徒の場合，高等学校においても合理的配慮を受けている場合があり，また，合理的配慮には至らないけれども教育的配慮という形で，生徒に対してより学びやすい環境を提供している高校は年々多くなっています。特に，高等学校が作成している「個別の教育支援計画」などの支援に関する資料がある場合，大学入学後もそれを引き継いだ形で，個別の教育支援計画の作成が求められます[1)]。しかし，通常学級に在籍し，通級教室での個別支援が必要なかった生徒に関しては，たとえ診断があっても「個別の教育支援計画」が存在しない場合があります。

一方，診断があるわけではないけれども，ASDやADHDの特性に似た特徴がみられる生徒に関しても，高等学校で教育的な配慮が行われている場合があります。しかし，これらの教育的な配慮に関しては，大学へ引き継がれることはありません。さまざまな配慮が必要であることには変わりないのですが，診断に有無によって支援のあり方が異なることを知っておく必要があります。

**図1**は，大学進学を希望する受験生が支援について情報を得るために，大学が取り組む

**図1** 受験前～受験時に大学が取り組むべきこと

| | |
|---|---|
| 1. オープンキャンパスでの相談窓口開設<br>2. 支援の相談窓口設置<br>3. 大学ＨＰに支援情報を公開<br>4. 大学入試センター試験での合理的配慮に関する対応<br>5. 個別選抜試験での合理的配慮に関する対応<br>6. 入試当日の配慮提供 | ［連携先］<br>・家族<br>・高等学校<br>・地域発達支援センター<br>・医療機関<br>・学内（入試課・学部） |

べき基本的な事柄を示しています。このような対応を可能にするのは，いつでも対応できる専門部署の設置と専門スタッフの配置です。情報アクセシビリティの保障は，大学にとって支援の第一歩であるといえます。

## 2 新入生との接し方と注意点

進学を希望するASD，ADHDなどの特性のある高校生にとって，大学進学は新しい環境への適応や新たな課題への対処など，これまでの生活スタイルの大きな変革が必要とされます。環境の変化に敏感で，未来のことを想像することが苦手な生徒にとって，受験期を乗り切ること自体が大きなストレスになる場合があります。このような変化の多い時期を経てきた新入生は，高等学校での教育とは質的に異なる学びの場に戸惑いを感じてしまうことが多いと思われます。**図2**は，入学が決まり，入学式までの期間に新入生からの支援要請を受けて大学が取り組むべき事柄です。主に個別面談と支援会議です。

**図2** 入学直前・直後に大学が取り組むべきこと

| | |
|---|---|
| 1. 本人からの配慮要請を受ける<br>2. 個別面談（本人・家族・支援者・学部教員）<br>① 高等学校までの支援実績などの聞き取り<br>② 根拠資料の確認<br>③ 合理的配慮に関する話し合い<br>3. 授業担当者との配慮決定に関する支援会議（教職員・学生・支援者）<br>4. 合理的配慮の内容決定と配慮提供 | [連携先]<br>・家族<br>・高等学校<br>・地域発達支援センター<br>・医療機関<br>・学部 |

### 保護者との面談

新入生に対しては，どのような配慮が必要なのかを話し合う機会をもつ必要があります。入学前の支援実績がない学生の場合，保護者と面談し，成育歴の聞き取りや小・中・高等学校での様子，家族として気をつけたことなどを聞き取ります。半構造化面接※で保護者の自由な語りを保障しながら，育ちの物語に耳を傾ける気持ちで聞いていくと，本人の思いや家族の思いをより正しく聞き取ることができます。診断がある学生の場合，本人に対していつごろ，どのように告知したのか，本人は自身の障害特性を認識しているかを聞き取り，面談のなかでの行動観察をも併せて情報を収集し，整理していきます（**図3**）。

※半構造化面接：面接方法の1つ。あらかじめ定められた枠組みを守りながら用意していた質問を行うが，被面接者との対話のなかで，個別のケースに応じて質問の表現や順序などを面接者の裁量で柔軟に変化させながら対話を深めていく面接手法。

**図3** 初回面談での聞き取り内容の整理（記入例）

| ふりがな　××××　××<br>氏名　××　× | | 男・(女) | 昭和<br>(平成)　8年7月23日生 |
|---|---|---|---|
| 学籍番号　×××××× | 所属　医学部　看護学科 | 連絡先 | (自宅)<br>(携帯) 090−××××−×××× |
| ふりがな<br>住所　〒 | | | |
| E-mail | | | |

| 診断：(有)・無 | 診断名<br>自閉スペクトラム症／注意欠如・多動症（不注意タイプ） | 服薬：有・(無) | 薬品名 | 病院名：<br>主治医 |
|---|---|---|---|---|
| 時期 | 成育歴・通院歴 | ［成育歴］落ち着きのない子で活発だった。育てやすい子だった。<br>［通院歴］診断を受けた後は受診していない。 | | |
| | 学齢期のエピソード | 忘れ物が多く，注意されることが多かった。1人でいることが多く，友達を求めることがないと言われた。<br>授業中に手遊びすることが多いが，授業内容の理解度は高かった。 | | |
| | 高等学校でのエピソード | 高校の特進クラスに入学。少人数クラスで，個別指導が充実していたため，学力は高かった。<br>手遊びが多く，ノートや教科書に漫画を落書きすることが多かった。<br>マイペースで，1人で行動することが多かった。 | | |

**これまでに受けていた支援**

・学校だけでなく，塾や家庭教師の学習の個別指導を受けていた。
・高校には合理的配慮の要請はしなかった。

**家族構成**

例　父：会社員
　　母：パート（専門職）
　　姉：社会人（一人暮らし）

（家族連絡先）

**特徴的なエピソード**

・忘れ物に関して，何度も注意されるが改善されない。すべて母親が準備していたが，それさえも持っていくことを忘れてしまう。
・カバンのなかに常に折り紙が入っており，手持ち無沙汰になると折り紙を折っていた。かなり精密な作品を作ることができる。
・1人で過ごすほうがいいと言うが，周囲からかかわりを求められれば，素直に応じることができる。
・やるべきことがはっきりしていれば，頑張ることができる

**本人の（障害）特性に対する自己理解の程度（□にレ印）**

| | 【備考欄】 |
|---|---|
| □ 理解している<br>□ ある程度，理解している<br>☑ 理解していない部分が多い<br>□ 理解していない<br>□ 障害告知 | ・母親の勧めで看護学科を受験した。<br>学習面のサポートは，母親が細やかにおこなってきた。 |

面談後は，**図4**のように情報を整理して，支援に役立つ部分をピックアップし，支援に関する見立てをしていきます。

**図4** 面談後の情報整理と見立て

| | |
|---|---|
| **面談時の行動観察** | ・手遊びが多く，話をしている最中でも鼻歌が聞こえるときがある。<br>・質問には的確にこたえるが，どこか他人ごとのような態度。<br>・頑張っているのにうまくいかないという話には涙ぐむ。 |
| **家族の理解** | ・母親は本人が幼少期から何らかの特性があると認識しており，親の会にも参加している。<br>・父親は本人の特性を知っているが，言えば何とかなると思っている。<br>・将来は資格を取って社会自立してほしいと願っている。 |
| **障害受容の程度** | ・障害告知を受けているとはいえ，自分の困りごととの関連性は認識していない。<br>・努力が結果につながらないことに対して，途方に暮れている状況。 |
| **協力体制の有無** | ・母親は本人の特性を理解し，生活面のフォローをしている。生活面の自立に向けて，長期休暇中に一人暮らしを体験させたいと考えている。<br>・支援者との定期面談で情報共有し，家でできることを考えてくれる。 |
| **初期支援で特徴的なエピソード** | ・スケジュール管理は親任せで，スケジュール帳も持たず，自己管理するという自覚がみえない。<br>・カバンのなかが整理されておらず，プリント類は乱雑な状態。<br>・実験レポートについては，内容がわからないとか，どう書けばよいかわからないということではなく，書く状態になるまでに時間がかかる。また，完璧に書こうとするので，時間がかかるようだ。<br>・授業中に折り紙を折っているが，そのほうが先生の話に集中できるという。講義内容で気になる単語や図があると，そのことに引っかかり考えを巡らせてしまう。<br>・手先は器用だが，初めて取り組むことには習得までに時間がかかる。 |

このような入学後の初期対応は，支援を円滑に行っていくための基本的となります。障害学生支援室がある場合は支援スタッフが行いますが，ない場合は学生相談室や保健管理センター，学生支援の窓口となる事務職員が行うことになります。また，「障害学生支援委員会」が設置されている大学では，学生支援コーディネーターがその役割を担うことになります。

## ❯❯ 学生との面談

ASD や ADHD 特性のある学生との面談で重要なポイントを挙げます。ASD や ADHD 特性のある人との対話では，教員や支援者は感情的な表現は避けて，ニュートラルな態度で接し，本人が思いを整理したり，考えたりすることができるように配慮する必要があります。学生は相手の表情や言葉の強さで，叱責されているような気持ちになってしまうことも多く，それだけでパニックになり，「頭が真っ白になる」という表現をよくします（**図5**）。教員や支援者は叱責したつもりがなくても，学生は新しい場所や人への緊張感で，相手の言葉を正確に理解する前に言葉をシャットアウトしてしまう心理状態になることをこのように表現しているようです。学生が支援者や教員の態度や感情に左右されることなく正確に状況を把握し，語ることができるような環境をつくることが大切です。大学生活において，最初の出会いに失敗することなく，支援を受けることができるように，新入生との接し方には十分に配慮する必要があります。

**図5** 感情的な表現は避けてニュートラルな態度で接する

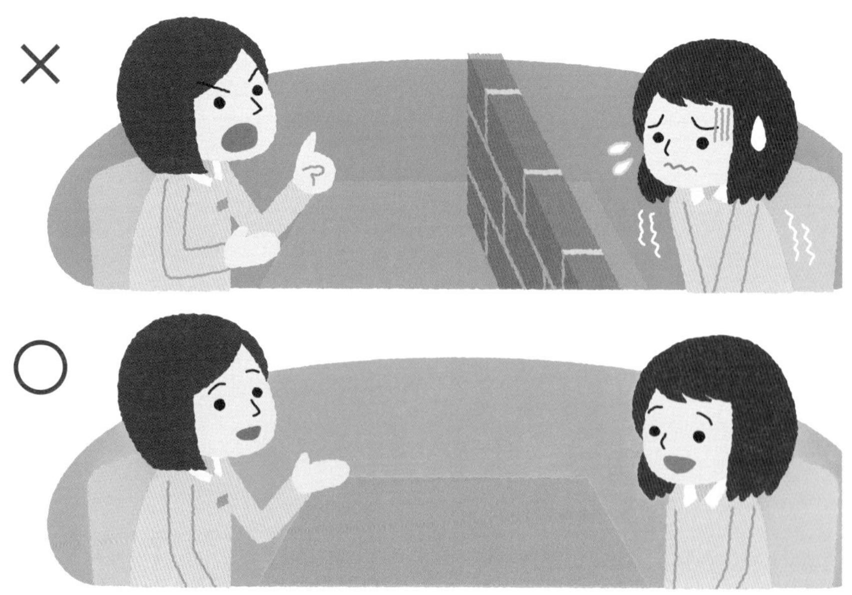

新入生との接し方と注意点

・入学前の基本情報を聞き取り整理して支援の内容を検討します。
・学生との面談は，ニュートラルな態度で行いましょう。

## 3 自己管理指導と生活指導・介入

さて，新入生はどこでつまずくでしょうか。起こりがちな問題をいくつか取り上げてみます。

### 自己管理

#### 持ち物の管理

大学生活では自分の持ち物の管理法はこれまでと異なります。1年生の間はすべて自分の持ち物を持って教室を移動します。大学によっては専門に進むと個人ロッカーがあるところもありますが，学生はそのつど必要な物（教科書，筆箱，実習用具など）を選択し，教室に向かわなければなりません。ADHD 特性のある学生は，持ち物の管理や必要な物を取捨選択して持っていくことが難しく，忘れ物が多くなりがちです。ASD 特性のある学生は忘れ物をしないために，思いつく限りの物をすべてカバンに詰めて持っていく傾向があります。大学の授業以前に，基本的な自己管理能力が修学上の問題になることもあるので，大学支援者がつい言ってしまいがちな，「日常のことは自分の判断でやってください」という助言は適切ではありません。

#### 学修の管理

学修に関しては，授業の形態が担当教員によって異なり，授業科目によって評価方法がまったく異なります。臨地実習ではグループワークが中心ですので，グループ内でのコミュニケーションが大切になってきます。高等学校までの授業スタイルと異なる点が非常に多いことを最初に説明しておくとよいでしょう。新奇な事柄に不安を持ち，緊張が高くなることも，教員や支援者は“想定内“と思って対応することが大切です。周囲の大人が驚いたり，困った顔をしたりすることが，特性のある学生をより不安にさせます。

## タイムマネジメント

生活面で大切なのはタイムマネジメントです。課題を締め切りまでに仕上げるためのスケジュール管理は，手帳やカレンダーアプリを活用してこまめに行う必要があります（**図6**）。

また，学生は教科書や配布資料，実習記録などを整理して管理する必要があります。日頃の生活においても，大切なもの（財布，スマートフォン，カード，スケジュール帳，メモ帳など）を忘れないようにしなければなりませんし，睡眠や食事，健康に関する自己管理をする必要があります近年，目的別の便利な自己管理アプリが開発されているので，その情報を学生に提供し，使いこなすための支援をするとよいでしょう。

## 本人に合った支援が本人の工夫につながる

筆者が経験した支援をご紹介しましょう。

自己管理が苦手なASDとADHD特性のある学生に対して，スケジュール管理は，「Googleカレンダー」のアプリを使い，家族全員でお互いのスケジュールを確認し合うようにしてもらいました。支援者は学生がスケジュールを書き込むところを面談で確認します。試験日を書き込むときに，その試験勉強を始める日も書き込みます。さらに細かく，どの時間帯でどの場所で試験勉強をするかも話し合い，それもスケジュール表に書き込んでいきます。このような管理方法をとっていくと，家族は家での過ごし方に気をつけてくれるようになります。持ち物管理では，「毎日持っていくカバン（財布，定期券，家の鍵）」と，「曜日によって変えるカバン」に分けました。曜日によってその日の科目の教科書が入ったカバンを準備するのです。そうすると，持ち物の入れ替えが必要ないので，忘れる機会も減っていきます。

**図6** 手帳やカレンダーアプリによるタイムマネジメント

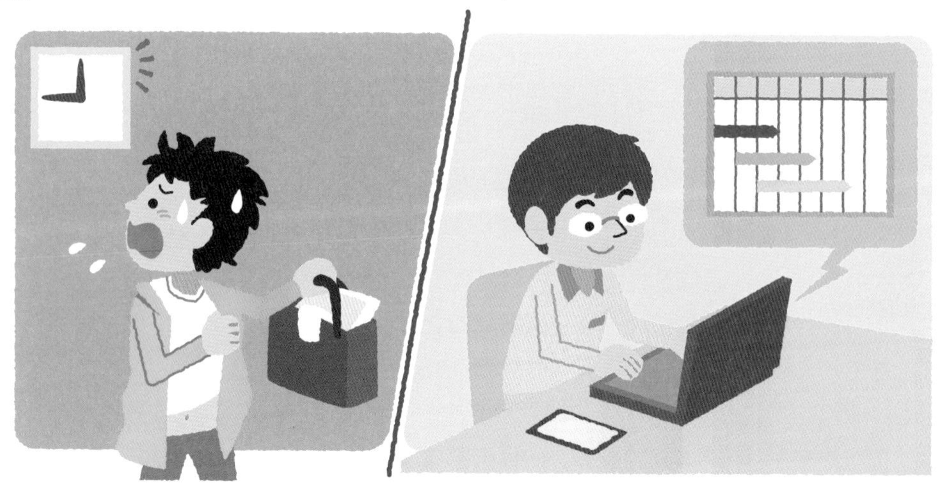

このような支援は，ずっと続くわけではなく，「自己管理とは，自分が何をすることなのか」という本質的な意味がわかっていくと，次第に自分なりの工夫をするようになっていきます。この学生は，自分の好きなキャラクターのスケジュール帳を買い，スケジュールや覚書などを書き込むようになりました。「好きなキャラクターだったら絶対に忘れないから」というのが本人の工夫でもありました。また，カバンも曜日ごとのものでなくてもよくなりました。専門に進むにつれ，必要な持ち物がパソコンや実習に必要な用具など，限られてきたことが理由なのですが，なによりも，スケジュール帳で明日のことを確認し，前もって準備するようになったことがうまくいった大きな理由でした。

ASD と ADHD 特性のある学生は，本人に合った対処法を提案すると，そのなかで経験的学習を積み，できるようになっていくことも多くあります。**支援者は本人にはどういう方法がよいのかを一緒に試行錯誤し，本人の選択を尊重する態度が求められます。**

## ❯❯ 各傾向ごとに起きやすいトラブルと対処法

体調が思わしくないときや，精神的な疲労感を感じるなど，心身のトラブルが起きたときに休息をとったり病院受診をしたりするなど，自分の状態を自覚し，対処する方法を知っておくとよいでしょう（**図 7**）。

ASD 特性のある学生は疲労を身体感覚としてどのように感じているか，どう自覚しているのかがわかりにくいことがあります。誰もが「疲れている」と想像できるような振る舞いをせず，いつもよりテンションが高くみえたり，過集中状態になったりしている場合もあり，このようなときは支援者や教員は静かな場所で本人の自覚を促しながら話を聞く必要があります。

ADHD 特性のある学生は，さらに活動的になってしまう場合があります。この場合も過集中が止められず，寝ずに頑張ってしまうこともあります。反対に，取り組むべきことから退却してしまい，直面化を避けようとする場合もあり，教員には怠けているようにみ

**図7** 自分の状態を自覚して対処する

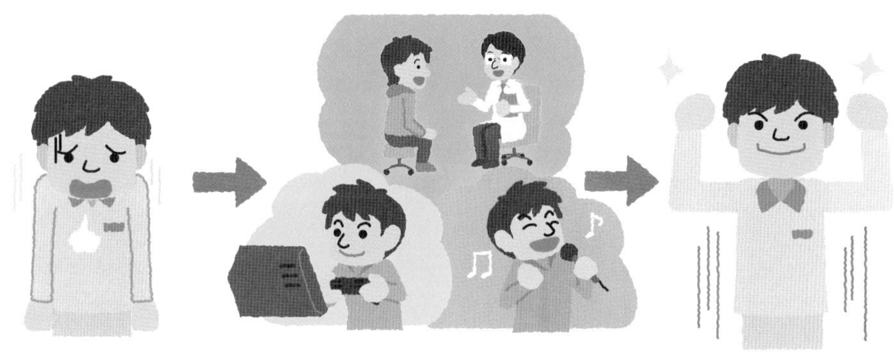

えることもあります。この場合も，教員は表面的な言動だけで判断せずに，ゆっくり話を聞いて，本人の気持ちに寄り添うことが必要です。

DCD 特性のある学生は，食事や勉強，仕事など日々のあらゆる行動に協調運動が求められ，そのつど困難を感じているので，日々疲れやすく，自己肯定感が低めな人が多いです。本人はうまくできないことを自覚しているので，作業に取り組む場合，どうしてもイライラしてしまいます。焦らず，気長に，段階的な指導を行うと効果的です。繰り返し行うことで習熟していくことが多いので，支援者はそのチャンスを与えるとよいでしょう。運動が苦手でも身体を動かすことは好きで，気持ちがよいという人が多いので，本人ができるリフレッシュ法を勧めてみることもよいと思います。

**図8**は，入学後の支援開始に当たって，事前に知っておきたい情報を挙げています。入学後の修学支援を行うための基盤となる情報になります。授業における配慮を検討する前に，通常の大学生活を送るために必要な情報であり，一人ひとりの学生について確認しておくべき事柄が挙げられています。

**図8** 支援を始めるにあたって必要な情報

| | 内容 | エピソード | 本人の対処方法 |
|---|---|---|---|
| 1 | 体調 | ・頭痛，腹痛，過敏などの身体症状<br>・アレルギー<br>・季節性の心身の不調 | ・体調や気分が悪いときに自ら訴えることができる<br>・病院受診や服薬などの対処ができる |
| 2 | 日常生活 | ・対人的コミュニケーション<br>・睡眠，休息<br>・スケジュール調整・管理<br>・クラスでの過ごし方 | ・困ったときに相談できる<br>・自己管理への自覚を持ち調整しようとする意識がある |
| 3 | パニック | ・パニックが起きやすい状況<br>・クールダウンのプロセス<br>・パニック予防法 | ・起きやすい状況を自覚し，回避することができる<br>・前兆を自覚できる |
| 4 | 対話 | ・授業での配慮の検討への参画<br>・教師や親との話し合いの経験 | ・自ら困りごとを発信でき，対策の提案ができる |
| 5 | 合理的配慮 | ・学習に必要な支援機器の活用<br>・提出物や連絡事項の配慮<br>・試験時の配慮など | ・配慮内容の決定に際し，説明したり，要望を出したりする |

## 体調の管理

体調に関することでは，発達障害のある人は，自分自身の体調を把握することが難しいということがあります。頭痛，腹痛，聴覚過敏や視覚過敏，触覚過敏などの過敏性，アレルギーは，ストレスが大きくなるほど強く表れる傾向にあります。季節性の体調不良が強く表れる人もいます。梅雨どきや台風の季節における気圧の変化に弱い人が多いのも特徴です。大切なことは，これらの体調不良を自覚し，そうなったときには無理をせずに休息する，服薬するなどの対処ができることです。気づくための観点を前もって確認しておくとよいでしょう。

## ›› 役割を分散させるチーム支援

複数の特性があり，二次的に精神症状が現れ，対応が難しい学生に対してはチーム支援が効果的です。

ある学生の例（架空事例）を紹介しましょう。

*Aさんは ASD と ADHD の診断がある看護学生です。Aさんは医学部看護学科によい成績で合格しました。志も高く，熱心に勉学に取り組むのですが，情緒的に不安定になることが多く，そのたびに学務係や指導教員，カウンセラーに自分の辛さを訴えてきます。中学のときに診断されたのですが，大学の講義で発達障害に触れられると，自分が責められているような気がしてパニックになってしまい，教室にいられなくなってしまいます。座学の勉強は好きで，寝食を忘れて課題に取り組みますが，過集中で体調を崩すことがあり，具合が悪くなると過食やパニックになり，授業に出席できなくなることがあります。本人は特別扱いをされることを拒み，本人からの支援要請はなかったのですが，学部の対応では限界を感じ，学部から障害学生支援室に支援依頼がありました。学部教員から支援の必要性を説明し，本人の意向を確認した後，チーム支援を行いました。*

Aさんは「自閉的思考」に「衝動性」が加わり，自滅的な行動に走ってしまいますが，話している内容は他罰的な表現になるので，周囲の教職員は疲弊していました。このようなケースは自己理解の程度にかかわらず，支援が難しいうえに，資格取得にかかわる学部ということでその職業上の適正という点で難しい問題があるといわれていました。

そこでとられた効果的な支援方法が，役割を分散させるチーム支援でした[2)]（図 9）。

**図9** 役割を分散させるチーム支援

- 家　族 ➡ 生活面のサポート
- 学部教員 ➡ 教育指導
- 教務部 ➡ 事務的な情報提供と手続きのサポート
- 臨床心理士 ➡ 心理面のサポート
- 障害学生支援室 ➡ 修学支援・特性の理解，行動調整に関する専門的なサポート

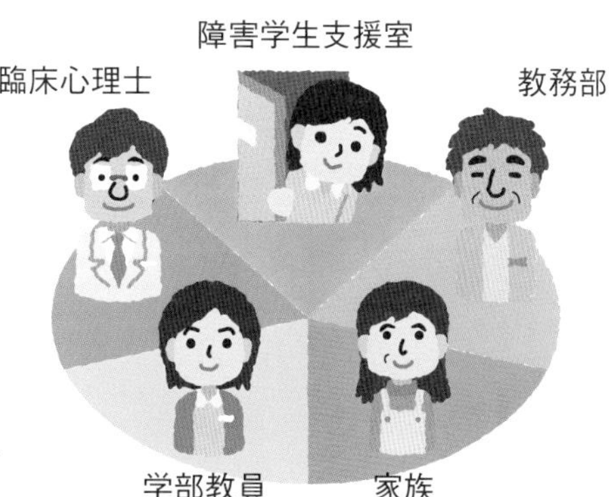

## ≫ フローチャートで可視化して共有する

支援室が行った特性へのサポートのなかで，本人に最も有効だったのは，精神的な不調が起きたときの気づきのポイントと，そうなったときの対処法を可視化したことでした（図10）。

**図10** 精神的不調が起きたときのポイントと対処法

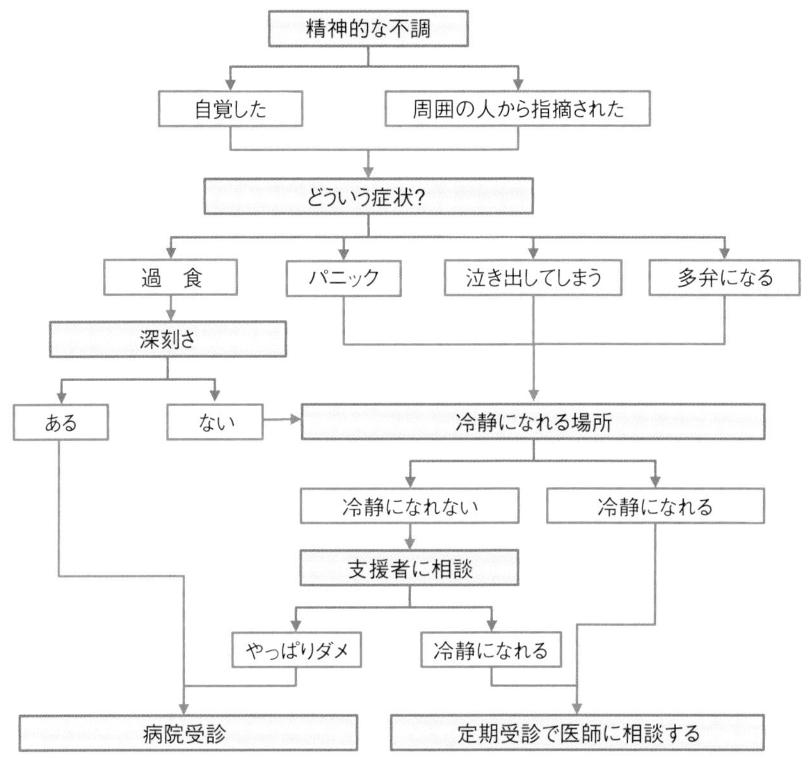


このフローチャートを一緒に眺めながら対話をすることによって，Aさんは自身の精神的不調には，自分で自覚できることだけでなく，自分では自覚していないけれども周囲の人から指摘されてはじめて認識できることもあること気づきました。たとえば，「パニックになる」という点に関しては，本人はそうなった場合，すでに頭が真っ白になっていますから自覚することはできません。また，「泣きだしてしまう」ことも，あとで話を聞くとあまり覚えていないと言います。本人との面談を重ねるうちに，支援者はAさんが混乱してくると非常に多弁になることがわかり，そのことをAさんとも共有し，フローチャートに書き加えることになりました。

同じように，臨地実習の際に患者からのクレームがあった場合も，出来事を書き出し，考えられる原因をつなげていくようにしました。Aさんが考える原因と，看護師が考える原因，実習担当教員が考える原因を挙げていき，それぞれに対処法を書いていきます（**図11**）。

支援が開始され個別の面接を受けるようになって，Ａさんは自身の障害特性について語るようになり，Ａさん自身，障害があることについて非常にネガティブな思いを抱いていることがわかりました。一般的に「障害受容とは，あきらめでも居直りでもなく，障害に対する価値観の転換であり，障害をもつことが自己の全体としての人間的価値を低下させるものではないことの認識と体得を通じて，恥の意識や劣等感を克服し，積極的な態度に転ずること[3)]」といわれています。Ａさんは，障害告知をされていますが，優れた能力を評価されることよりも，実際の生活のなかで起きるさまざまな問題や失敗，大人からの叱責で自己肯定感が低下し，障害受容には至っていませんでした。大学のチーム支援によって，大きな混乱は減少し，また，支援室では，フローチャートでさまざまな問題についてまとめていく作業を行うなかで，Ａさんは周囲の人のアドバイスに耳を傾けることができるようになりました。チーム支援にかかわった人たちとこのフローチャートを共有することで，本人も安心して実習に臨むことができました。

**図11** 周囲の人からアドバイスを受け，自らフローチャートで問題をまとめていく

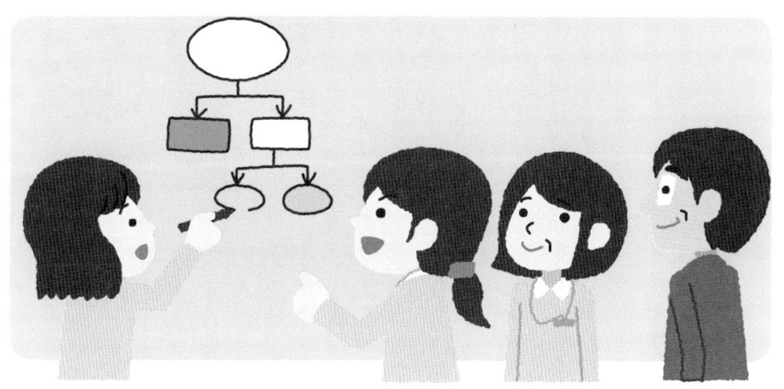



## 実行を支える支援

ASDやADHD特性のある学生への支援は，社会的コミュニケーションの障害や，ワーキングメモリ機能の障害といった脳機能障害を念頭に置いた“実行を支える支援”が中核となります[4)]。これらの特性がある人の場合，時間とエネルギーをかけているにもかかわらず，その努力が結果に結びつかないことがあります。問題はエネルギーのかけ方と方略の選択ミスによることが多いので，支援者は本人がどのように行動し，なぜうまくいかない状況に陥るのかを一緒に検討していく必要があります。終わってしまったことを振り返ることが苦手な人たちですが，問題が起きた直後に一緒に話し合う場をもち，早期に解決策を見つけるようにします。

## ❯❯ 遅刻への対策

わかりやすい例を示しましょう。よく遅刻をしてくる学生に対して，「授業に遅刻しないでください」という指示だけでは効果はありません。「○時までに教室に入るためには，何時のバスに乗る必要がありますか？バスに乗るには何時に家を出なければなりませんか？」，「朝は何時に起きると，そのバスに乗ることができますか？」というように具体的な場面を描きながら本人の行動レベルでの話し合いをしていきます。たとえば，ASDの特性がある人はルールを決めるとそのペースを崩さず実行することができます。視覚的な情報が強く印象に残る人が多いので，To Doリストとして時系列に表記するなどの可視化をすると効果的です（**図12**）。

**図12** To Doリスト

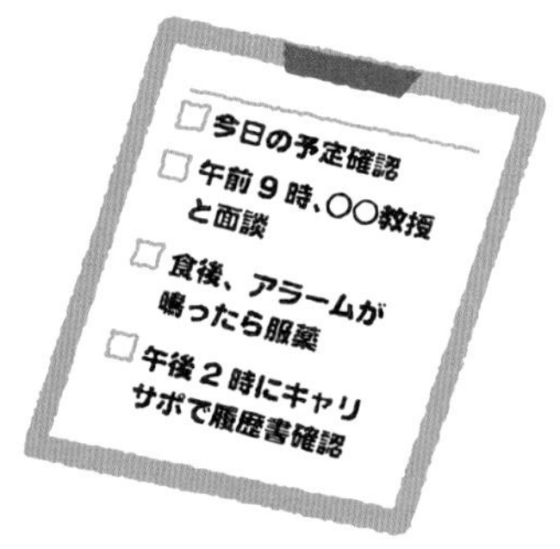


ADHDの特性がある学生の場合，就床と起床のリズムを安定させるための工夫を一緒に考え，朝の目覚めがスムーズになるよう話し合います。朝はアラームをかける，モーニングコールをかけてもらう，電気がつくようにタイマーをかけておくなど，起きるための工夫を色々考えます。

教養教育科目などの専門と直接関連しないような授業では，回数を重ねていくと意欲が減退しがちで，なかには授業中に眠ってしまったり，注意が逸れてしまったりする学生がいます。専門科目の授業になると，興味のある内容も増えてくるので，意欲・関心が呼び起こされ，持ち前の集中力のよさが発揮され，遅刻しなくなる人もいます。

## ❯❯ できていないことよりもできたことを振り返る

支援の方法は個々の学生の状態によってさまざまですが，ASDやADHD特性のある学生は，経験的学習により自分自身で問題への対処法を考えるようになっていきます。これまで何度注意されても変えられなかった行動パターンを一度でも修正できたとき，支援者はそのタイミングをとらえて必ず振り返りの面談を行います。先に紹介したフローチャートに書き込む作業がそれに当たります。できていないことを振り返るよりも，一度でもできたときにそのことを振り返るほうが，本人にとってよりよい自分を発見できる機会になります。

支援者との対話の内容は，「一緒に考える」という段階から，「本人が考え，実行した対処法について振り返り，確認する」段階へと進んでいきます。うまくできたことへの振り返りを経て，その背景を知ることができ，もう一度うまくいく方法をやってみようと思うようになります。対話には，「問題の外在化」（p119）の手法が役に立ちます。支援者とともに，外在化された問題への対処法を考え，問題が解消されていく体験は，自分自身で考え決定し行動しているという自信につながり，もともともっている能力を発揮することができ，自ら学ぶ主体者としての意識を育んでいくことにつながります。

**自己管理指導と生活指導・介入**

- 自己管理は学修の基盤を支えるポイントです。
- チーム支援は支援者間相互の支援になります。
- 実行を支える支援が有効です。

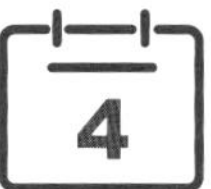

## 4 進級・卒業時における接し方と注意点

### 具体的な目標を立てる

ASD や ADHD，SLD，DCD の特性がある学生にとって，卒業研究と国家試験の勉強を両立することが難しい場合があります。特に，ASD 特性のある学生は一度に 2 つのことを並行して行うことが難しく，優先順位に従って確実に課題を遂行するようアドバイスをする必要があります。たとえば，最終年度にするべきことを時系列で並べ，どの時期に何に取り組むかを年表のように視覚化します（**図 13**）。「○月から国家試験の勉強をする，△月〜□月は卒業研究を行い，◇月から国家試験の勉強を再開する」など，具体的な目標を立てると混乱を防ぐことができます。指導教員や支援者は，計画通りに実行されているかをこまめに確認し，うまくいっているときはそのことを評価し，うまくいってない場合はどこを変えれば実行可能なのかを話し合います。

**図13** 年間スケジュールを視覚化する

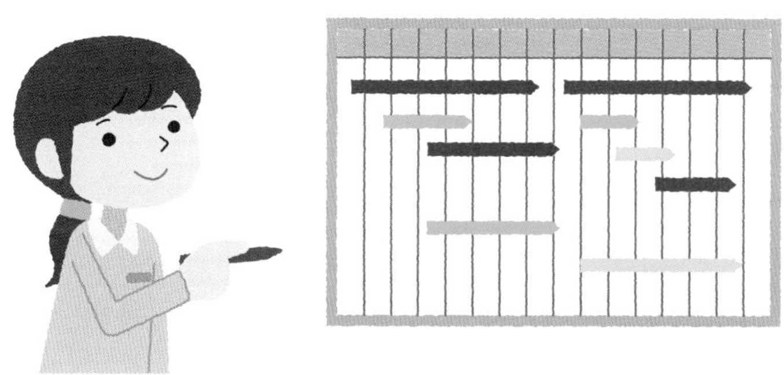

## 優先順位をつけて To Do リストにする

ADHD の特性がある学生は，優先順位をつけて課題に取り組むことが難しいので，大事なことが抜け落ちてしまうことがあります。初めに To Do リストでするべきことを挙げて，優先順位に沿って箇条書きにしていくなどの工夫が有効です（図 14）。卒業時期の複数のタスクがある時期こそ，スケジュール管理と優先順位をつけて課題に取り組む態度を身に付けるよう支援する必要があります。

図14　優先順位をつけ，To Doリストとして箇条書きにしていく

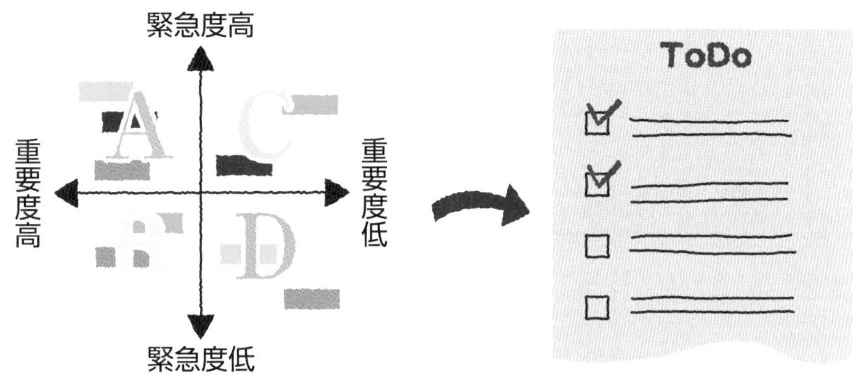


## 早めに取りかかる

SLD と DCD 特性のある学生は国家試験の勉強や卒業研究には問題なく取り組むことができますが，SLD 特性のある学生は読み書きに関する支援機器を使用する必要があるので，早めに取り組む必要があります。DCD 特性のある学生も卒業研究で実験などがあると時間をかける必要があるため，同様に早めに取り組み始めるようにします。

# 5 就職活動

## 学生と一緒にスケジュールを立てる

就職活動では，困りごとが複数生じることが想定されます。就職担当教員は，ASD や ADHD などの障害特性を知る必要があります。学生には就職活動の流れを伝え，時系列で取り組み方を指導します。彼らは，新奇なことや見通しがつかないことに不安をもつので，卒業生はどの時期に何を準備していたかを示し，学生と一緒にスケジュールを立てて

いきます。できれば定期的に相談する日を決め，無理のないスケジュールで就職活動をするようにアドバイスするとよいでしょう。

### ›› 勤務内容への助言

就職先を選択する際に，学生が就職したい先の勤務内容と，本人ができる仕事内容が一致しないことがあります。たとえば，小さいときからあこがれだった救急医療対応を行う急性期病院を希望しても，臨機応変な行動を取ることが難しい場合，そのような職場で働き続けることは難しいでしょう。それよりも，ゆっくり時間をかけて患者との関係性を築き，コンスタントにするべきことをこなせる職場を選択するなどの助言が必要です。

### ›› 採用面接への準備

ASD 特性のある学生が就職活動で最も苦戦するのは採用面接です。想定問答集を作成し，模擬面接を行うことは有効ですが，想定以外の質問が出たときにどうするかもあらかじめ想定問答集に入れていくとよいでしょう。ADHD 特性のある学生は臨機応変に相手とコミュニケーションを取ることに長けているので，採用面接で力を発揮する人が多いです。

### ›› 特性の強みを生かし，弱みを支援する

診断がある学生の場合，就職活動で企業側に障害があることを伝えるかどうか検討しておく必要があります。その場合，一般就職ではなく，障害者雇用枠での就職になる場合が多いです。障害者雇用促進法の目的は，障害のある人の職業生活における自立を促す取り組みを総合的に行うことで，障害のある人の職業の安定を実現することにあります。国家資格を有する発達障害者の働き方に関しては，まだ十分に検証されていませんが，特性の強みを生かし，弱みに対して支援することで，これまでの働き方や役割を見直し，これまでになかった働き方や役割を創り出し，新しい価値を創造していくという考え方を採用する必要があります。大学や企業は，日々，発達障害の特性をもちながら生活している人の視点で医療職を眺めると何がみえるかを想像すると，新しい働き方を見つけ出すことができます。“さまざまな障害特性をもつ当事者の存在を抜きにして，仕事（例えば看護）を語らない”という姿勢をもつことが大切です。

診断はないけれども，特性が顕著にみられる学生に関しても，自分の特性や強みを生かした就職先の選択や進路決定ができるよう，本人および保護者と話し合い，本人の意思確認を行いながら支援する必要があります。特に，ASD 特性のある学生は，採用面接を突破することが難しいことが多いので，就職活動支援では，自己分析に関する指導やインターンシップへの参加など早期から準備できるように支援します。大学時代での困りごと，受けた支援，努力したことをポートフォリオ化するなどの準備を促し，就職先でも学生自身

が説明できるように準備するよう助言します[4)]（図 15）。

また，就職先施設への ASD や ADHD，SLD，DCD の特性に関する理解を深める研修会を実施し，大学が看護専門職として受け入れ可能な施設の支援体制づくりへ貢献することも重要です[2)]。

**図15** 就職活動支援の内容

- 職種選択, 企業分析, 自己分析, 採用書類（エントリーシート, 履歴書）作成
- 面接事前練習・事後振り返り
- 就職活動支援のポイント
  - 卒論と就職活動のスケジュール管理
  - 就職活動全体の流れをナビゲート
  - 直面した問題を自己理解につなげる定期面談
  - 強みを生かす職種選択

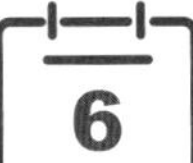

## 6 臨地実習

### 臨地実習前の注意点

臨地実習前には，ASD や ADHD がどのようなことに苦手さがあるのかを念頭に置き，次に示すポイントを押さえて検討する必要があります。

#### ≫ 感覚過敏・感覚鈍麻（図 16）

ASD や ADHD の特性がある学生のなかには，環境に慣れるまでに時間を要する人がいます。感覚過敏がある学生は，心理的緊張感や身体的不調を訴える場合があります。空間認知の障害により物理的環境を把握することが難しい人は，実習先の病院の構造を把握するためにエネルギーを使う人もいます。感覚に関する困りごとは本人が自覚していない場合もあって，把握しにくいのですが，新しい環境に出向いていく臨地実習では最初につまずくポイントでもあります。

図16　音や光，においへの感覚過敏

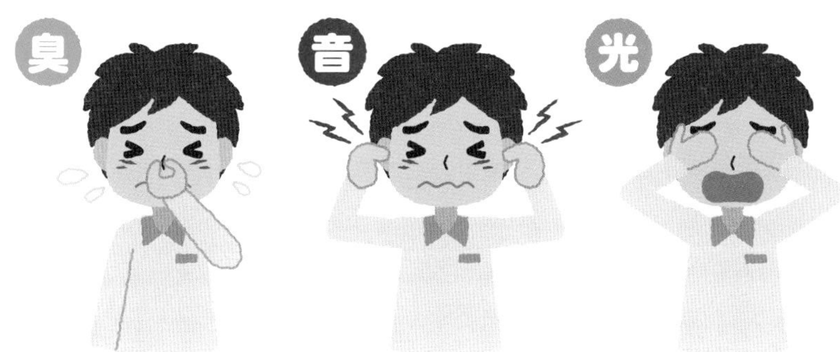


## ≫ 臨機応変な対応

臨地実習は座学で学んだことを状況に応じて思い出し，刻々と変化するその場の状況に合わせ，適切に判断し実行することが求められます。ASD 特性のある学生は，必ずしも学んだことがそのまま実行することにつながるわけではありません。座学ではよい成績を取っていて説明はできる人でも，臨地実習ではまったく動けないことがあります。指導する教員や看護師も戸惑いますが，本人もその事実にショックを受けていることを知っていてほしいと思います。ADHD 特性のある学生は，臨機応変に動くことができます。高い衝動性が功を奏し，俊敏に身体が動くのですが，しなければいけない手順を抜かしてしまったり，しなくてもよいことまでしてしまったりする可能性もあります。

臨地実習では，行うべきことが複数あり，一つひとつのことを順番にこなしていくよりも，同時並行的にこなしていく場面が多くなり，うまく対処できないと行動が止まってしまうこともあります。

ASD や ADHD 特性のある学生は，**知識として知っていることを，実際に実行レベルまで持っていくことに困難さがあること**を指導者は認識し，ある程度の混乱を想定したうえで，落ち着いた態度で指導することが大切です（**図 17**）。

図17　落ち着いた態度で学生を指導する

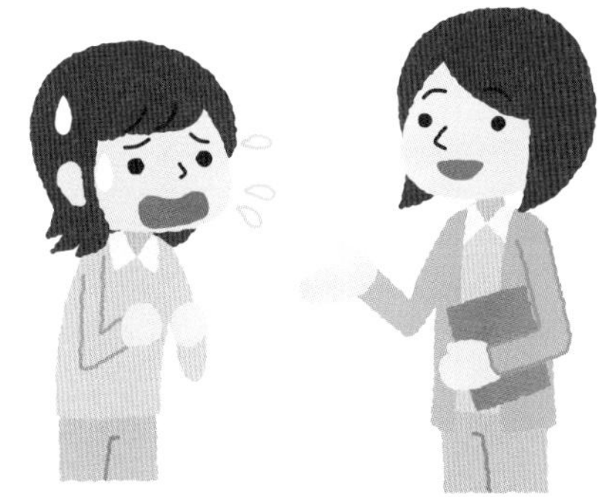

## ≫ 急な予定の変更や曖昧な指示

ASD 特性のある学生は，予定にないことが起きたときに，想定していたスケジュール通りにならないことへの驚きと不安感で混乱することがあります。また，明示化されていないことを当たり前の了解事項のように指示されたりすると非常に混乱します。相手の気持ちを想像することが難しいという特性があるため，物事の一端を聞いただけで全体を理解することを求められても，うまくできないことがあります。ほかの学生の行動をモデルに動くことができる学生もいますが，たくさんの情報のなかで，暗黙の了解事項を想像することはかなり大変であることを理解する必要があります。

### 対人的コミュニケーション

臨地実習では病気や疾病をもつ患者やその家族とのコミュニケーションや，実習担当教員や看護師とのコミュニケーション，そして，実習グループ内での他学生とのコミュニケーションが，実習を遂行するうえで大切なソーシャルスキルとなります。しかし，ASD特性のある学生にとって大切なことは，医療従事者としての役割を遂行することと認識しているため，役割遂行を支える"態度"のようなものを常に意識し続けなければならないことに思いが至らないことがあります[2)]。このような態度は職業意識とつながっており，看護師としての将来像を描きつつ実習に臨むという姿勢を改めて認識するために指導が必要です。

職務上，必要とされる事柄に関しては，**図18**のような「報・連・相」チェックリストを準備しておくと，確実に行うことができます。チェック項目は臨地実習先によって異なるので，追加したり削除したりできるようにします。

**図18** 看護実習生の「報・連・相」チェックリスト（例）

- 担当看護師
  - □ 勤務時間について（遅刻・早退・欠席）
  - □ 自分の体調について
  - □ 提出物
  - □ 諸届け
  - □ 患者からの訴え
- 実習担当教員
  - □ ミーティングの時間調整
  - □ 患者とのやり取りで困ったことの相談
  - □ 担当看護師からの指示や指導についての質問
  - □ 物理的環境や人的環境への困りごとを報告および相談
- 同僚学生
  - □ 実習担当教員からの事務連絡の共有
  - □ 実習中の緊急連絡事項の共有
  - □ 自身の困りごとで了解してもらう必要があることを報告

## 臨地実習における合理的配慮

合理的配慮の提供は，大学だけでなく実習先の事業所（病院・施設）も同様の配慮を提供する必要があるので，大学は実習先との話し合いを行う必要があります。それに先立って支援者は実習先にも合理的配慮を求めるかどうかを学生に確認する必要があります。学生が配慮を求めた場合，実習先の担当者と配慮内容についての打ち合わせを行い臨地実習全般において連携をとっていく必要があります。臨地実習開始における合理的配慮の内容決定プロセスは次のようになります（**図 19**）。

**図19** 臨地実習開始における合理的配慮決定プロセス

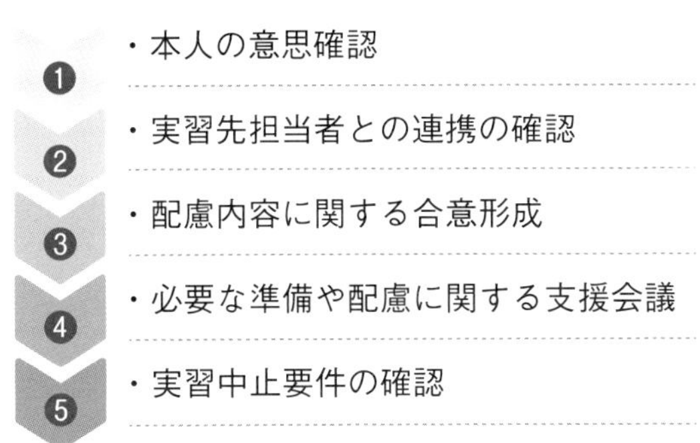


**図 19** の❺にある実習中止要件とは，学生本人の安全と臨地実習先の関係者（患者，看護師，看護学生，病院関係者など）の安全が担保できない出来事があった場合のことで，その判断は病院の担当看護師と実習担当教員が行います。学生には，事前に実習を中止することがあることと，その条件について伝えておく必要があります。また，実習中止が決定された場合，再度実習を行える条件も明確にし，実習再開のために必要な技能・技術の再習得，心構えの確認，心身の回復などに関する支援を行っていきます[4)]。

## 臨地実習での支援のポイント

臨地実習では ASD や ADHD，SLD，DCD など，それぞれの障害特性に特有の困難さが顕在化する場面が多くなります。

**図 20** では臨地実習の支援に必要となる重要なポイントを挙げています。当然ながら，臨地実習は低学年での学修における知識の習得を前提として行われるものです。学ぶ姿勢や初めて体験することへの向き合い方，障害特性に対する対処法などは，低学年のうちに体験しておく必要があります。うまくいかないときに途方に暮れるのではなく，自らSOS を発することができれば，解決策も見つかります。特に新しい事柄に関して不安や緊張が大きくなるので，見通しをもつために，事前に実習先の見学をすると安心できます。技術・技能面の習得に関しては，事前に実習で用いる道具を使って練習できるようにするとともに，繰り返し学ぶ場を提供することも大切です[4)]。“可視化” を念頭に本人が見てわかるようにすることが環境の調整として考えられます。評価に関してはルーブリック評価で示すような評価基準を示し，自己評価と他者評価を比較しながら，自身の問題の解決を図っていくことができます。

**図20** 臨地実習の支援に必要なポイント

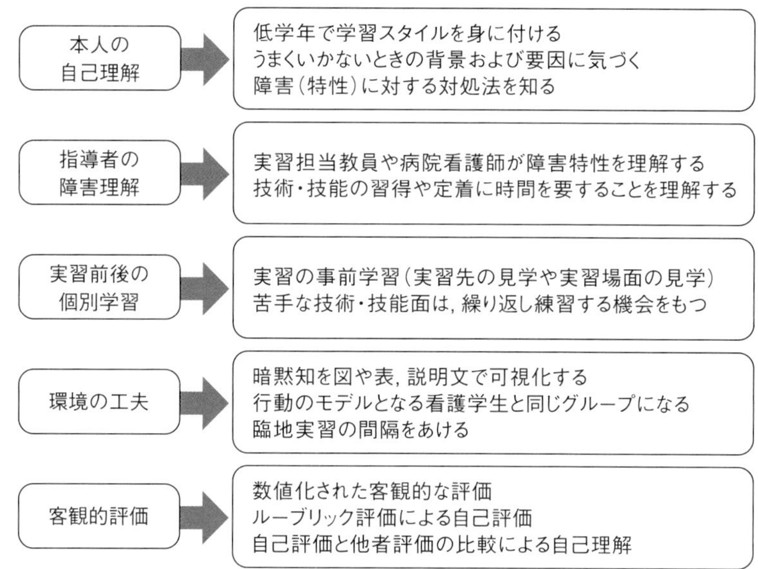


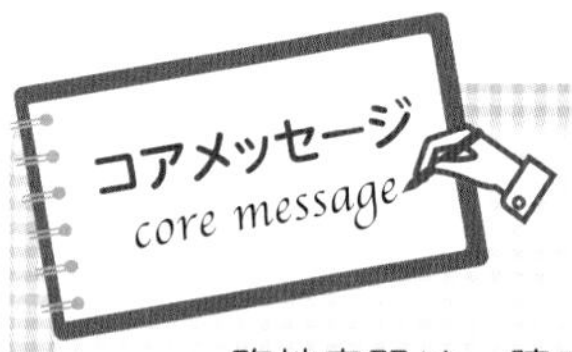


**臨地実習での支援**

- 臨地実習は，障害特性に特有の困難さが顕在化する場面が多くなります。
- 暗黙知を可視化してわかりやすい環境を整えましょう。
- 合理的配慮は実習先にも提供の義務があります。

# 7 ルーブリックによる評価の可視化

## ルーブリックによる評価方法

### ≫ ルーブリックとは

ルーブリックは，学生が目標に対してどこまで到達しているかを示す絶対評価を行うためのツールです。特に知識に関する評価のような評価基準が定量化しやすいものよりも，実習における態度や行動，他者とのコミュニケーションなど，学生は実際に何ができるようになったかという実践的な能力に関する定性的な評価に向いています[5)]。ルーブリックは課題を構成要素に分解し，それぞれの要素で何がどこまでできているかといった明確な評価基準を記述するため，評価に主観が入りにくくなり，一貫した評価をすることができます[5)]。

ルーブリックを使った評価方法は，課題を複数の評価観点に分けて配置され，それらを一覧表にまとめたものを「ルーブリック」表といいます（**図21**）。

**図21** ルーブリック表（例）

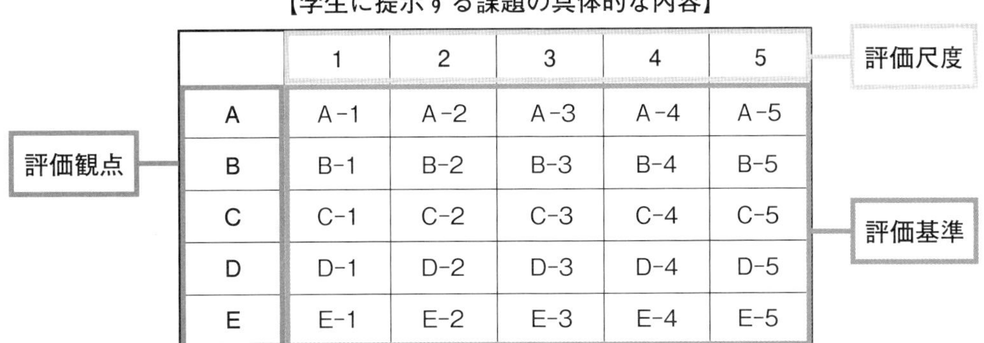


| | 1 | 2 | 3 | 4 | 5 |
|---|---|---|---|---|---|
| A | A-1 | A-2 | A-3 | A-4 | A-5 |
| B | B-1 | B-2 | B-3 | B-4 | B-5 |
| C | C-1 | C-2 | C-3 | C-4 | C-5 |
| D | D-1 | D-2 | D-3 | D-4 | D-5 |
| E | E-1 | E-2 | E-3 | E-4 | E-5 |

### ❯❯ 評価方法

左の縦列のA～Eは「評価観点」で，評価する対象によって項目が設定されます。

横列の数字は，「評価尺度」になります。こちらも評価の段階が5つあれば五段階評価になり，4つあれば四段階評価となります。そして，「評価観点」と「評価尺度」が交差する場所に「評価基準」が記載されることになります。「評価基準」は行動ベースで記載します。課題はどのような要素に分解されるか，どのようなことが重要で，どのようなスキルが必要かを評価観点として配置します[5)]。評価が一教員の恣意的な判断でつけられるのではなく，明確に示された基準によって評価されていることが学生に伝わります。

## 発達障害とルーブリック評価の有効性

### ❯❯ 行動ベースの評価基準が共有できる

ルーブリック評価は，ASDやADHD，SLD，DCDなどの特性がある学生に有効な評価方法の1つです。その理由の1つは，評価基準が行動ベースで記載されていることです。ルーブリックは課題に対する最も優れた水準が示され，そこに至るまでの段階も示されていますので，学生は自分が到達すべき水準を想定しながら課題に取り組むことができます[5]。また，どのような行動が求められているのかが評価基準として設定されているため，自分が行動をどう修正すればよいかを知ることができます。目標が具体的で明確であること，評価をする教員と評価される学生が共通した客観的な評価基準を基に話し合える点もルーブリックが効果的なツールである理由です。

### ≫ 明確な評価基準が説明ツールにもなる

ASD 特性のある学生は，曖昧な表現が非常に苦手です。たとえば，１人で判断したり，困ったときに相談できなかったりする学生に対して，「看護職はチームで仕事をする必要があります。看護職としてふさわしい態度を身に付けてください」という指導では，学生は自分に何が足りないのか，どこを修正し，どうすることが看護職にふさわしい態度なのかがわかりません。そんなとき，ルーブリックによる評価観点の可視化が役に立ちます。

例えば，「看護職としてふさわしい態度を身に付ける」という課題に対する評価観点には，「報告・連絡・相談」が挙げられます。評価尺度は行動レベルで表記されます。評価尺度を三段階の場合，【評価尺度１：よくできた】は，①医療スタッフや担当教員へ報告・相談をしている，②看護学生間で実習が円滑に進むための情報共有や連絡をしている，となります。【評価尺度２：まあまあできた】には，③医療スタッフや担当教員に報告・相談ができていないときがある，④看護学生間で互いの情報共有や連絡をしている，と表記されます。最後に，【評価尺度３：努力が必要】では，⑤医療スタッフや担当教員に報告・相談をしていない，⑥看護学生間で情報共有していない，という具体的な尺度が書かれていて，学生がどこに当てはまるかが検討されることになります。ルーブリックの評価観点が行うべき内容で，評価尺度が到達へのプロセスとして示されていると考えることもできます。また，ルーブリックは明確な評価基準が記述されているため，成績評価に対する公平性と客観性が高く，主観が入り込む余地が少ないため，学生が評価に対する説明を求めてきたときに，説得力のある説明ツールとして活用することができます[5]。

ASD や ADHD 特性のある学生には，ルーブリックに表されている評価基準を前もって確認してもらい，To Do リストやスケジュール表も併せて活用しながら臨地実習に臨むようにすると，学生は見通しをもって行動できるはずです。

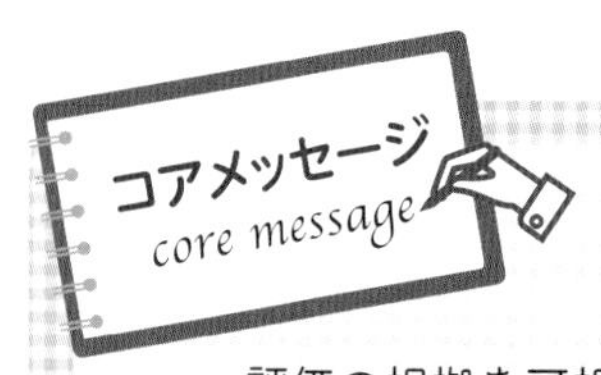


**ルーブリックによる評価の可視化**

・評価の根拠を可視化して示しましょう。

文献

1）文部科学省：障害のある学生の修学支援に関する検討会報告（第二次まとめ）．https://www.mext.go.jp/b_menu/shingi/chousa/koutou/074/gaiyou/1384405.htm
2）西村優紀美：合理的配慮に基づく大学生への支援．教育と医学，66(11): 74-81，2018.
3）上田　敏：障害の受容－その本質と諸段階について．総合リハビリテーション，8-7，1980.
4）安酸史子ほか：発達障害傾向にある看護学生の支援ガイドライン．文部科学省 科学研究補助金 基盤研究B『看護系大学における発達障害傾向学生に対するサポート・スペクトラム構築に関する研究』，2020.
5）北川　明：看護学実習に役立つルーブリック　作成法と実用例．日総研出版，東京，2018.

# 臨床実務・現任教育・看護管理での応用

角田直枝

## 職場全員が気づき，支えるための環境づくり

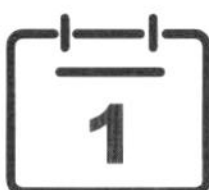

## 採用・部署配属・新人教育における判断と支援

看護管理者※は，職員の採用の合否や部署配属について判断を求められます。また採用したらその後の教育においても，多くの課題が部下から看護管理者に投げかけられます。ここでは，職員の採用と部署配属での工夫と，新採用者にみられる特徴の早期把握と支援について述べていきます。

### 採用における判断

#### ≫ 職員採用の合否決定

職員を新規採用するときに，採用要否は各組織で考えが異なります。人員不足が非常に深刻であれば，求める条件（例えば，年齢，経験，勤務時間など）と多少一致しなくても，採用しなければならないこともあります。一方，募集数よりも応募数が多い組織や，人員不足が切迫していない時期であれば，求める条件との一致を厳格に求めることもあるでしょう。

短時間の採用試験時に受験者の個性を見極めることは非常に困難です。しかし，なかには採用試験時から，発達障害をうかがわせる受験者にも出会います。そのような場合，受験者の個性をできるだけ引き出し，採用側はその個性をどのように組織で生かそうかと考えることが重要です。受験者の個性をできるだけ理解し，能力が発揮できるような支援を考えながら試験に臨む姿勢，つまり，採用側の支援への関心が重要だと考えます。

#### ≫ 採用試験時に行う発達障害の推定

採用希望者に発達障害があるかどうかを採用試験時に見極めることは，非常に困難です。そのため，性格検査や心理テストなどを用いたり，小論文を課したりする病院・施設もあります。しかし，多くのところで面接試験は行っており，その際に発達障害の特性につい

※ 本書では看護部長相当の職務，あるいは看護師長に相当する役職（等級）におかれた職員を示す。

て知識をもっておくと，そうした個性があるかどうか多少の推定ができると考えます。採用試験時にその特性をできるだけ引き出すことで，採用後の配属や育成方法に役立てられるでしょう。採用前から特性をある程度把握しておけば，その職員がより適応しやすい環境を整えられます。

マズローの欲求 5 段階説で考えると，採用間もないときには，この組織に受け入れられたいという社会的欲求が生じます。社会的欲求が満たされ，そこで知識や技能を習得し，その結果そこで認められる機会を重ねると，これが承認の欲求を満たすことになります。承認されていけば，自分の能力を伸ばし，役割を発揮したいという自己実現の欲求が高まり，やりがいをもって働いてくれる人になっていきます。このような環境を整えるためにも，採用試験のときに，応募者の個性をできるだけ引き出す必要があるのです。

## ≫ 提出書類において

個性を引き出す具体的な方法として，まず提出書類から情報を分析します。例えば，講義を中心とした科目の成績評価と実習の評価を比較します。

ASD（自閉スペクトラム症）特性がある場合，座学のように座って知識の習得をする科目では，記憶力が優れていたり，探究心が高かったりする特性が発揮されて，講義を中心とした科目の評価が高い傾向にあります。一方で，演習や実習では，予測した行動をとったり，迅速で多様なコミュニケーションが求められたりするため，それが苦手となって評価が低くなることがあります。また，志望動機や自己 PR などの記載でも，ASD の特性がある場合，病院のパンフレットの通りの内容や記述になって，**自分自身の考え**があまり書かれていないなどの傾向もみられます。

ADHD（注意欠如･多動症）特性がある場合，上記のような座学と実習との評価の違いは，あまり明確ではありません。しかし，志望動機に多数のことがあまり関連性なく記載されていることもあります。例えば，「救急医療に従事し，認知症看護の力を高め，将来は地域連携の役割を発揮したい」などと書かれている場合です。こうした記述の場合，面接の際に記述の背景にある考えを確認するとよいと思われます。

このように，応募書類からも応募者の個性や特徴を推測する情報がたくさん得られます。そして，それらの情報をよく分析して，さらに面接試験で個性を引き出せるように，どのような質問をするか，何を確認するかを考えます。

## ≫ 面接試験において

面接試験では，書類では把握できなかった応募者の特徴をさらに引き出します（**図 1**）。

ASD 特性のある場合，障害特性であるコミュニケーションの障害，想像性の障害，社会性の障害の特徴を引き出します。

### ▶コミュニケーションの障害

コミュニケーションの障害では，まず面接会場に入ってからやりとりをするときの態度をみます。挨拶や受け答えでの表情や言葉の選び方，頭を下げる，背筋を垂直にした姿勢で椅子に座るといった行動に違和感がないか判断します。一般的に接遇が好ましくない印象の場合は，表情や動作など非言語的コミュニケーションのスキルが十分ではないことを表すと考えるとよいでしょう。身支度の適切さや服装の清潔感なども，これに含まれます。また，敬語の選び方など言葉づかいに違和感がある場合や，質問に対して延々と話す場合なども，コミュニケーションの障害に関する可能性を示すものだと考えます。

### ▶想像性の障害

想像性の障害では，面接のやりとりのなかで**抽象的で空想が必要な質問**を交えます。例えば，「患者さんが急に怒り出したとするが，そのようなときどのように感じると思うか」とか，「20 年後にはどのような看護師になっていると思うか」などのオープンクエスチョンを投げかけます。想像性の障害があると，経験のない場面についての応答が困難になる傾向があります。逆に，**全く想定外の質問**を投げかけてもよいでしょう。例えば，「好きな料理」,「好きな季節」などとその理由などです。イメージを膨らませることが苦手だと，応答までに長い時間がかかったり，質問の意図と異なる発言をします。このようなときなどは，想像性の障害があるかもしれないと推定します。

### ▶社会性の障害

社会性の障害では，「友人が多いほうか限定的か」,「1 人で過ごすのとみんなで過ごすのではどちらが好きか」などを問います。これらについては，どのような答えであっても，

**図1** 面接試験における発達障害の推定

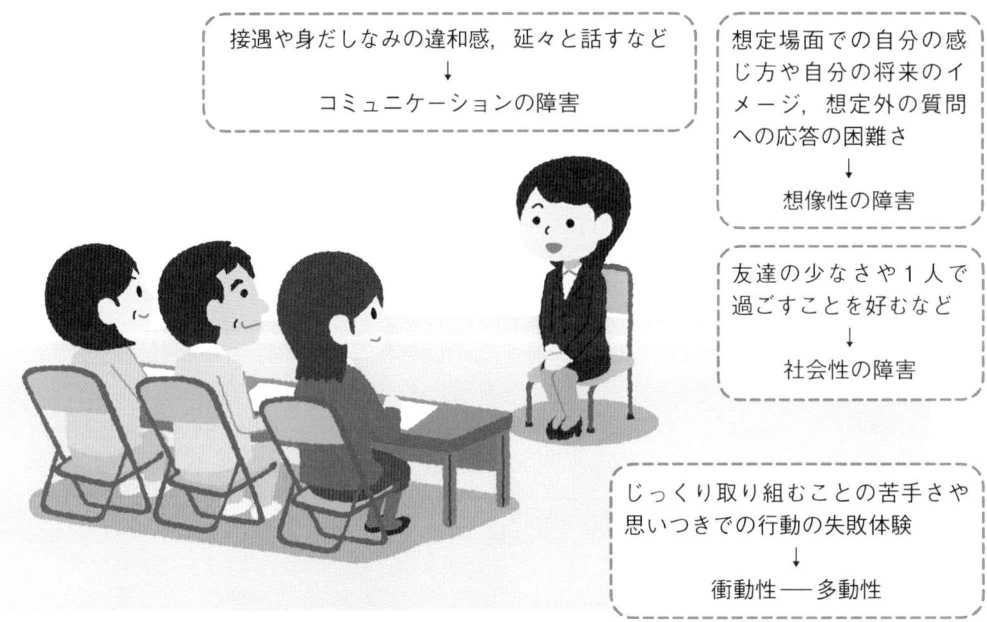

必ずしも障害の推定に直結しないかもしれませんが，これらの質問への応答のなかで，年齢や経験相応の社会とのつながりをもっているかを推測します。

ADHD 特性のある場合も，面接会場での態度や姿勢から推測されることがあります。例えば，面接会場のドアを入ってから椅子に座るまでの動きが，ほかの受験者に比べて落ち着きがない印象や，面接の応答のときに手振り身振りが目立って多いといった特徴です。

▶衝動性と多動性

衝動性や多動性については，面接のなかで部活動や課題への取り組みなどを話題にして，１つのことをじっくり取り組むことの苦手さとか，思いつきで取り組んで失敗した経験などを引き出します。また，身体のどこかをずっと動かしているという場合や，身振り手振りの多さが気になる場合も衝動性や多動性があるのではないかと考えておくとよいかもしれません。

## 配属部署選択に関する判断

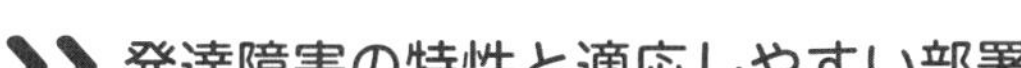

### ≫ 発達障害の特性と適応しやすい部署

発達障害があると推定された職員は，行動や学習の到達度が把握しやすい部署に配属するようにします。それは，本人の特性の把握と，個別の支援方法の検討がしやすいからです。

ASD 特性がある場合は，コミュニケーションの障害や想像性の障害によって，患者や関係者とのやりとりでトラブルになったり，想像性の障害によって先を見越した行動が困難であったりします。そのため，比較的定型的な業務が多い部署を選びます。

病棟であれば，複数の診療科が混在する病棟よりは単科の病棟，クリニカルパスの適用が多い病棟，１人の看護師が受け持つ患者数が少ない病棟などが挙げられます。単科やクリニカルパスの運用があれば，行う業務の種類が限定されていたり，流れが可視化されていたりします。このような病棟は，ASD 特性のある職員にとって，決まった事柄の報告・連絡と予測された範囲での判断が多く，コミュニケーションや想像性が多少劣っていても適応しやすいと考えられるからです。

一方，ADHD 特性がある場合には，行動する範囲が比較的限定されている部署を選びます。例えば，ICU や手術室，検査部門などです。一般病棟や外来など業務に伴う動きが，広い面積にわたるような部署だと，次々と関心が移ったり，動きすぎることによって，本来必要な業務に集中することが困難となるようです。たとえ行動範囲が限定されていても，看護業務は次々と新しい事象が起きます。そのため，行動範囲を限定しつつ，ADHD の特性が，変化に対応する力として生かせるような部署を選ぶとよいと思われます。

しかし，いずれの障害特性であっても，一人ひとりで適応しやすさが異なります。そのため，ASD 特性だからこの部署，ADHD 特性だからこの部署，と画一的に捉えるのではなく，本人と管理側が関係を深めつつ，よりよい環境を選んでいくプロセスを大切にしてほしいと考えます。

## 個々の職員における配属部署の選択

上記のような一般的に適応しやすい部署を選ぶことだけでなく，本人の希望との調整も必要です。本人の希望が採用者側として配属させたい部署と異なる場合もあります。このような背景には，本人が自分自身の傾向を自覚していないために，採用者側の意向と異なる場合もありますし，また，本人が自分自身の傾向を自覚したうえで，苦手さを克服しようとした結果，採用者側が考えた配属先と一致しないこともあります（**図2**）。

**図2** 配属部署選択での判断

**○採用側の意向**

コミュニケーションの障害・想像性の障害→比較的定型的な業務が多い部署

例　単科の病棟，クリニカルパス適応患者が多いなど

**調 整**

**○本人の希望**

発達障害の自覚がなく，適応困難が予測される部署

発達障害の自覚があって，コミュニケーションや迅速な対応が少なそうな病棟

## 配属部署選択の実際

具体的な例としては，ASD 特性があり，コミュニケーションが苦手だという自覚がある人が，患者とのやりとりがあまり多くないという理由で ICU や手術室を希望したこともあります。同じような人が苦手さを克服しようとしてコミュニケーション能力が比較的維持されている患者が多い循環器内科や血液内科を選ぶこともありました。実習のときに，ICU では患者 1 人を 1 人の看護師が受け持ち，細やかに指導してもらったという経験から，ICU ならゆっくりとしたペースで指導が受けられると思って希望した人もいました。

筆者の病院における新卒採用時では，就職後の学習への動機づけとして，本人の希望をかなり尊重します。しかし，最初に配属された部署での適応が難しいと推測される場合は，病棟師長にも看護管理の考えや管理部門からの支援についても伝えて配置するようにしています。そして，採用後数カ月の時期であっても，本人と管理部門の担当者が相談し，より適応しやすい部署に配属を変更することもあります。

## 新人教育での支援

### ≫ 採用時集合研修における気づきと配慮

新卒新人の採用時には，一定規模の病院では初期の数日に集合研修を行っていることが多いかと思います。採用試験のときに発達障害があると推定した職員には，この集合研修の時期から支援するようにします。そのために，まずこの時期は発達障害が推測どおりであるかどうかを観察し，指導者側が本人の特性や傾向に気づくことを目標とします（**図3**）。

例えば，ADHDの特性が強ければ，この段階で集合研修の予定に遅れてしまったり，事前の課題や持ち物を忘れたりします。このような行動がみられるかどうかを指導者側で共有します。そのうえで，研修の習得目標ができるだけ達成できるように配慮します。課題や持ち物のメモを取るように指示をしたり，技術演習の際は個別指導を付加したりします。

指導者側は，同期採用の職員との仲間づくりや指導者との関係づくりについて，意識的に円滑になるように声をかけます。他者とのコミュニケーションで不安をもっていたり，仲間という社会の形成が上手くいかないことがあるからです。この時期から指導者側がその職員に積極的に働きかけ，よいところを言葉で承認するなど，本人がより安心できるように配慮します。

### ≫ 困難さを一緒に考える

しかし，発達障害といっても，行動への現れ方は多様です。遅刻を例に挙げると，ASD特性の場合は，その理由が想像性の障害のために，予測した対応が苦手で遅れることがあります。また，ADHD特性の場合は，外出前にほかのことが気になってしまい，それをやっているうちに遅刻になるようです。そのため，遅刻という事象だけを注意するのではなく，遅刻につながる背景にどんな困難さがあるかを，本人と一緒に考える姿勢で確認していくとよいと思われます。

**図3** 新人教育での気づき・配慮・支援

| 当該職員の行動 | 気づき | 配慮・支援 |
|---|---|---|
| 遅刻 | ➡ 体調不良？<br>緊張による睡眠不足？<br>事前準備が苦手？ | ➡ 健康（睡眠・栄養摂取など）観察<br>休息確保<br>翌日の予定を確認 |
| 課題や持ち物の忘れ | ➡ 疲労？<br>事前準備が苦手？ | ➡ 健康（睡眠・栄養摂取など）観察<br>課題や持ち物の提出を確認 |
| 書類の記入間違い | ➡ 疲労？<br>注意不足？ | ➡ 健康（睡眠・栄養摂取など）観察<br>提出前の再確認を助言 |
| 技術演習での習得困難 | ➡ 緊張<br>多重課題の苦手さ | ➡ 緊張を緩和する環境づくり<br>ゆっくりと習得すればよいことを助言<br>指導時は説明文書を確認しながら実施 |

また，基礎技術の演習の時期になると，ASD特性の場合は，説明を聞いた後にすぐに行動に移れないといった場面がみられることもあります。そのため，演習のときに周囲と比較して行動がゆっくりである，あるいは技術がなかなか習得できないといった人は，その後の教育で混乱が少ないように，技術教育について配慮します。また，ADHD特性がある場合には，片づけができなかったり，会場に忘れ物をしたりします。教育側は，そのような行動から，本人の個性を把握するように努めます。

### 新人教育における支援

採用時の集合研修の時期を終えると，配属部署における実践での教育に移行します。そして，配属部署においても，新人看護師対象の説明会や機器の取り扱いなど，その部署ごとの教育が実施されます。この時期は，新人看護師と部署における指導者との出会いの時期といえます。その分だけ，この時期に互いに疑問や不満を感じると，その後の関係構築に支障がでることになります。そこで，集合研修期間で発達障害があると推定された職員に対しては，その特性にあった支援についてより配慮するようにします。

具体的には，配属部署の看護師長に支援方法を伝え，さらに直接の新人教育担当者やプリセプターとも共有してもらいます。例えば，「集合研修中にメモをとることが少なかったので，病棟でも苦手かもしれない」とか，「技術演習の手順の習得が難しいようだったので，ゆっくりとしたペースがよいかと思う」などです。さらに，日々の教育のなかで会話のすれ違いや違和感を感じるようなら，早めにそれを管理部門にフィードバックするように伝えます。

このような配慮が欠けると，早期に適応困難となって，遅刻や欠勤につながる恐れがあります。発達障害がなくても，社会人になった当初は生活の変化が大きくなり，新しい生活リズムに慣れるまでは心身ともに疲労が蓄積しがちです。そうした疲労をコミュニケーションの障害により迅速に報告ができなかったり，疲労のために体調が悪化することを想像できないために急に欠勤することがあるので，十分に声をかけて状況を共有できるように支援するとよいでしょう。

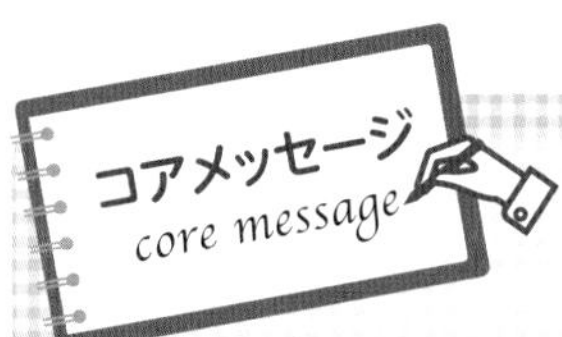


**採用・部署配属・新人教育における判断と支援**

- 採用時には，採用試験前から発達障害の知識を得て，就職希望者の個性を引き出せるように努めましょう。
- 就職後早期では，職場への適応プロセスで困難が生じたときは，一緒に考える姿勢が大切です。
- 看護管理者は，新人看護師とその教育にあたる看護師の支援者であることを常に意識するようにしましょう。

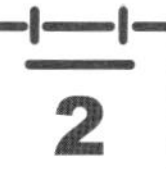

# 2 部署における支援

## 発達障害のある職員の把握

### 発達障害のある職員の周りでよくある出来事

ASD 特性のある職員は，コミュニケーションの障害や行動や思考の強いこだわりがあるために，患者・家族，あるいは関係者との関係に支障をきたすことがよくあります。患者とのやりとりでは，「挨拶や返事をしない」，「質問しても答えない」，「人の話を聞かない」などの苦情として報告されることになります。職員間であれば，「指導者の説明を聞いていない」，「わかった，できると言っていたのにできなかった」，「終わっていないのに終わったとうそをつく」などと，関係上の不満として報告されるようになります（図4）。

また，生活全般において予測的に対応できないために，遅刻や提出物の遅れなどもよく

**図4** 発達障害のある職員の周りでよくある出来事

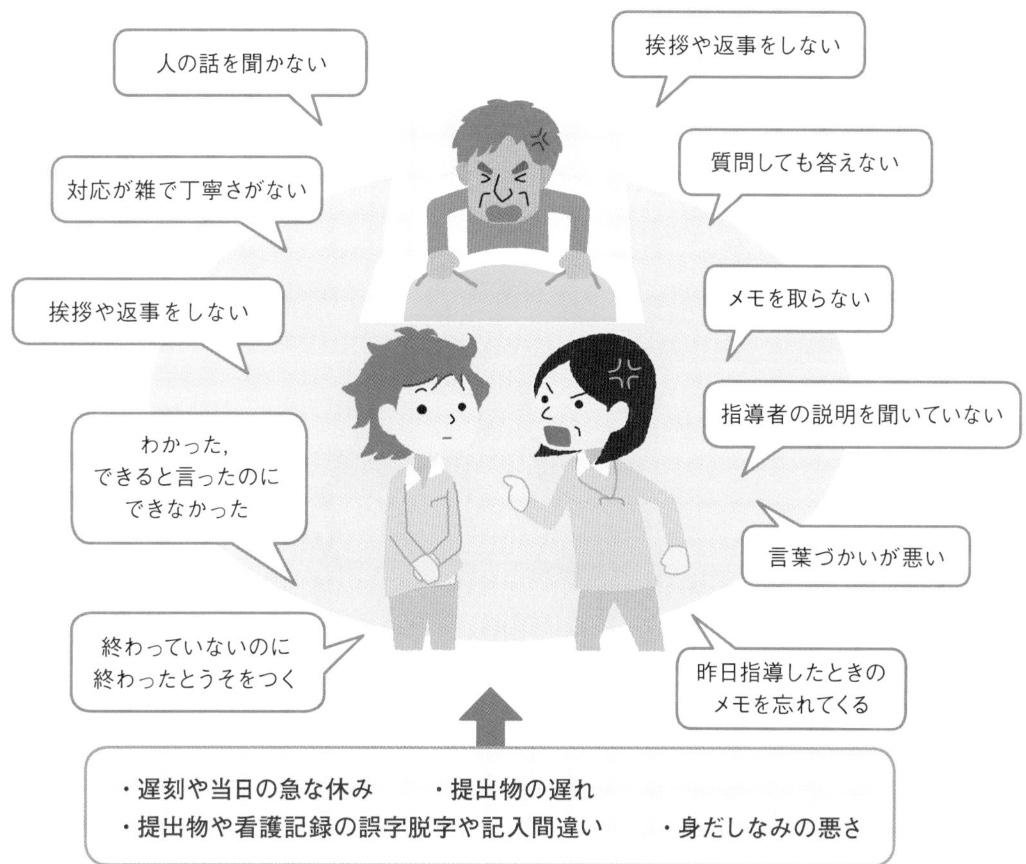


第4章 実践支援

みられます。これは，ASD と ADHD いずれの特性であってもよくみられる事象です。なかには，提出物や看護記録などの文章の点検を十分しないために，誤字脱字や記入欄の間違いなどケアレスミスと思われる間違いが多い人も見受けられます。身だしなみにおいても相手がどのように感じるかという想像性の障害から，髪の毛を整えていない，シャツが出ている，襟が立ったままなどという特徴もよくみられることです。

そのほか，看護記録に非常に時間がかかるといった場合も，発達障害がある可能性を考えながら見守ります。看護記録が長時間かかる場合には，SLD（限局性学習症）がある可能性も考えるとよいでしょう。観察場面を文章にするのに困難さを感じていたり，専門用語の記憶に難しさを感じているかもしれません。

このような行動は発達障害を推測するのには役立つ情報ですが，ASD 特性か ADHD 特性かの細かい判断には，さらに観察が必要です。その職員の個性を早期に把握し，それを生かすためと，職場環境への適応を円滑にするために，**職場全体で見守る**ようにします。

## ›› 職員の発達障害を推定する工夫

上記のような出来事や事象が各部署から報告されることもあれば，なかなか発見されないこともあります。比較的定型的な業務となっている部署だと，そもそもの業務に複雑なコミュニケーションが求められない場合があるからです。例えば，手術室，検査部門などは，患者との会話もかなり限定的であり，患者自身も投薬や処置の影響でコミュニケーション上の不愉快さを感じにくい状況になりがちです。日頃から部署の看護師長たちと看護管理者はお互いにコミュニケーションを多くとり，関係を構築するうえで気になる職員がいないかどうかを細やかに把握するようにします（**図5**）。

**図5** 日常業務のなかでのスクリーニング

師長さんの部署で
気になる職員は誰？
そういえば
○○さんが…
会話のなかで，あれ？変かな？
と思うような職員はいる？
または，対応に苦情がくるとか？
接遇や身だしなみについて何度も注意しても直らない人っている？
あとは記録物で誤字が多いとか，締め切りが守れないとか…

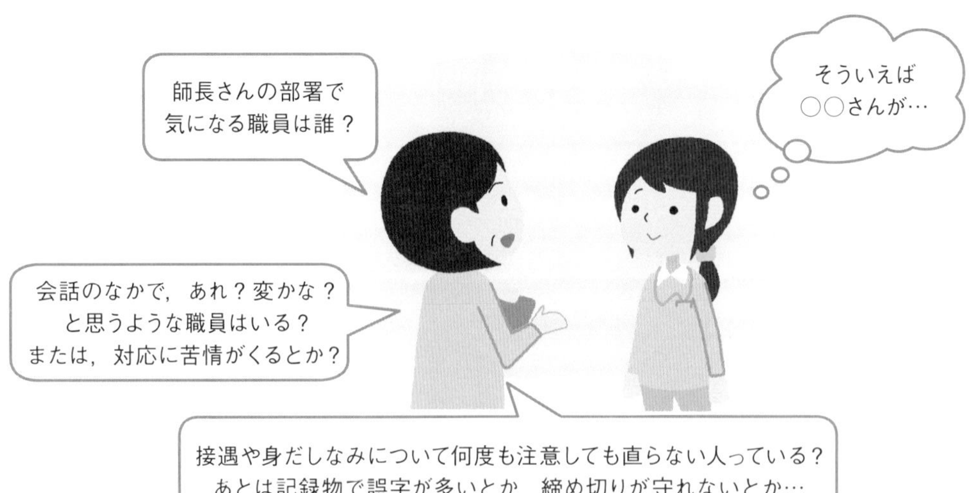

具体的には，看護師長たちに「気になる職員は誰か」，「会話で違和感を感じる職員はいるか」，「接遇や身だしなみを何度注意しても直らない職員はいるか」などについて話し合って共有します。看護管理者自身も職員の出退勤の際に声をかけ，表情や挨拶の様子を観察します。また，身だしなみの不適切さや書類記入の遅れや間違いが多い職員を気に留めるようにしておきます。これらの言動に当てはまったすべての人に発達障害があるわけではないですが，やり取りのなかで日常業務のなかでのスクリーニングをすると考えて，気に留めておくとよいでしょう。

## 配属部署の師長や指導者への指導や助言

### ≫ 配属部署の師長や指導者からの情報収集

配属部署の師長や指導者たちは発達障害についての知識や経験が十分とはいえないのが現状です。そのため，日常的には前述したような出来事が起こり，違和感や不満を感じていても，管理部門に報告されないことがよくあります。そのため，発達障害にかかわらず，部署に気になる職員について情報が欲しいということを伝えておきます。

気になる職員とは，例えば，患者から苦情がある，提出期限が守れない，接遇がよくない，感情の自己統制が不安定で表情や態度に表れる，会話で意図した答えと違う返答が多いなどです。このような職員がいるときには速やかに報告してもらい，場合によっては会話のやりとりをプロセスレコードで再構成してもらいます。

ASD 特性のある職員はコミュニケーションの気まずさがよくみられますので，周囲の人が気まずく感じた場面を，気まずさを感じた人に書き起こしてもらうと，日頃の行動が管理部門も把握できるようになります。具体的には，プリセプターがプリセプティとの関係に悩むといった場合に，会話のやりとりで気まずかった場面をプロセスレコードにしてもらいます。そうするとプリセプターが何かを気づかせようと投げかけた言葉の意図を，プリセプティが受け取らず，そのためにプリセプターがかかわり方に困ったということが，明らかになります。

コミュニケーションの障害は，場面場面が生まれては消えてしまうので，明確に把握するのは難しいといえます。そこで，いくつかの場面をプロセスレコードにして再構成してもらうことで，当事者以外の指導者や病棟師長，さらに上席の看護管理者もそのやりとりが共有でき，ASD 特性のある職員の個性を把握しやすくなるでしょう（**図 6**）。

一方，ADHD 特性がある場合は，コミュニケーションの難しさとして現れてくることが少ないと思われます。それよりも，患者のケアにおける環境整備や処置の後片づけといった場面に現れることが多いようです。プリセプティに環境整備を何度教えてもできるようにならないと，プリセプターが悩んだことがありました。看護業務は分刻みで異なる業務をすることがあるので，ADHD 特性のある職員は次々と処理することが比較的できるようです。しかし，環境整備や後片づけに注意を向けられないことがあります。

これらは患者からの苦情としてはなかなか出てきません。また医療安全上の問題となるような業務の見落としなどは，周囲の人が気づいて注意をしたり，代行してくれることも多いです。そのため，本人は自分の見落としについて重大なことだと認識されないこともよくあります。このような場合には，認識を促すために，インシデントレベルは低いけれどもインシデントレポートを作成するように指導することも効果があるようです。

**図6** プロセスレコードによる場面の再構成

作成のコツ：実際のやりとりから，まずA・Cの行（会話）を記載する。その後にD→B順で記載し，会話には○数字をつけていく。

場 面：患者から明日の検査について尋ねられて対応

| 相手の言動（A） | 相手の考えの推測（B） | 自分の言動（C） | 自分の考え（D） |
|---|---|---|---|
| ①「明日も採血はあるの？」 | 明日採血があるか確認したい | ②「先生に聞かなければわかりません」 | 確か予定はなかったはず |
| ③「悪くなってたら退院できないのかな」 | 悪くなってたら退院できないと思っているのだろう | ④「退院は医師が決めますからね」 | 退院できるか聞きたいのかな。それは主治医が決めることだ |
| ⑤「退院するにしてもこの先が心配なんだよね」 | 退院後のことが心配なんだ | ⑥「退院後のことは退院支援担当と相談してください」 | 退院も決まらないのに，退院の先と言われても困る。担当じゃないとわからない |
| ⑦「もう少し親身になって考えてほしいものだね。誰かほかの人を呼んで！」 | ほかの人に変わってほしい | ⑧「わかりました。別の人を呼んできます」と言って，ナースステーションにもどって先輩に報告した | ほかの人がよいなら，呼んでこよう。どうして怒り出したのだろう。親身になって答えていたのに |

振り返り：患者の言葉通りに受け取っていて，患者自身がもつ退院後への不安について気づいていなかった。
患者にしてみれば，この看護師に相談できるかと思っていたのに，それを受け取らず，ほかの担当者に相談するように対応したため，自分の気持ちを無視されたように感じて怒りにつながった。

## ❯❯ 師長や指導者との課題の共有

発達障害のある職員の周囲に起こる出来事やプロセスレコードなどから，師長や指導者と管理部門が当該職員の分析を行います。ここからは発達障害に関する知識が必要になりますので，ぜひ本書を活用していただければと思います。さらに情報が必要であれば参考文献や医療機関・相談機関が発行しているパンフレット，関連のWEBサイトの情報など資料を活用するとよいと考えます（**表1**）。

**表1** 参考資料

| 作成機関 | WEB サイトアドレス |
| --- | --- |
| 厚生労働省 | 知ることからはじめよう　みんなのメンタルヘルス　発達障害<br>https://www.mhlw.go.jp/kokoro/know/disease_develop.html |
| 厚生労働省 | パンフレット「発達障がいの理解のために」<br>https://www.mhlw.go.jp/bunya/shougaihoken/hattatsu/dl/01.pdf |
| 川崎市 | マンガでわかる「大人のための発達障がい　理解と対応のヒント」<br>http://www.city.kawasaki.jp/350/page/0000075991.html |
| 札幌市 | 発達障がいのある人たちへの支援ポイント「虎の巻シリーズ」<br>https://www.city.sapporo.jp/shogaifukushi/hattatu/toranomaki.html |

そのような資料に，例えば「物事の優先順位がわからない」と書いてあるとします。その資料を病棟師長に見せるとともに，当該職員が優先順位の判断できず，業務の遂行に支障をきたした場面を振り返ります。具体的には，日勤終了後，バイタルサインや輸液交換完了などの入力を急がなければいけない場面で，かつ指導者が業務完了のために補っているにもかかわらず，ナースコールや電話の対応を優先してしまうといった場面です。このような場面で優先順位わからないことを双方で確認し，そのほかの特徴と合わせて，当該職員に発達障害があることを共有していきます（**図7**）。

**図7** 参考文献や資料を活用した課題の共有

今までそのように考えたことはありませんでした。本人のやる気がないのかと思っていました
Aさんのプロセスレコードや普段の行動をみると，発達障害の傾向があるのかもしれませんね
でも，この資料を読むと，まさにAさんそっくりです。ということは，障害の傾向のためなのですね。今回，初めて知りました。そういえば，患者さんにも…

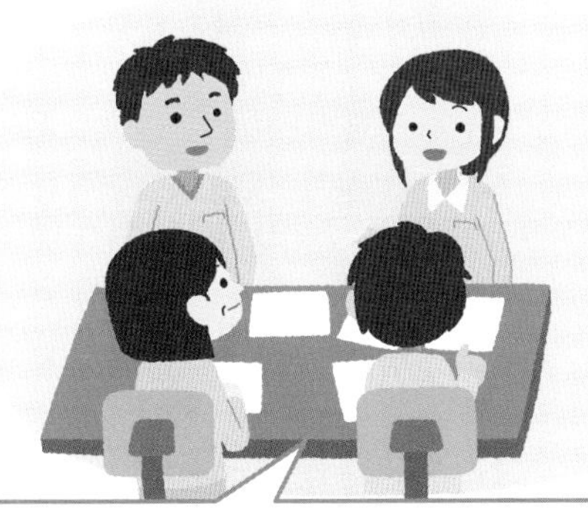

## ❯❯ 師長や指導者に対する当該職員へのかかわり方の指導・助言

最近，発達障害のある職員への効果的なかかわり方を紹介するような書籍やパンフレットなどが増えてきました。これらを用いて師長や指導者に当該職員へのかかわり方を指導・

助言します。指導・助言といっても，実際には看護管理者自身がそういった職員への病棟での指導経験がないのが現状です。なぜなら「発達障害」という言葉は比較的新しいものであり，筆者が病棟の新人担当の指導者であったり病棟師長だったときにはなかったとらえ方です。昔からこうした特性をもつ人はたくさんいたのですが，発達障害のある人としてみてこなかったので，現在の病棟師長や指導者に助言する経験が乏しいのです。そこで，一緒に学び，一緒に考え，まずは小さなことからやってみようと促すとよいと考えます。参考資料などにある工夫は一般企業を例に挙げていることが多いので，「もしこれを看護業務で取り入れるなら」と一緒に考えるとよいでしょう。

## 仕事をスムーズに進めるための工夫

### 業務の可視化

業務の習得には，看護手順やマニュアルを活用したり，指導内容を文書に示すと効果的です。ASD 特性のある職員は，耳で聞いた情報をすぐにイメージすることや，聞きながらメモをとることが苦手です。そのため，指導側は，説明したはずなのに覚えていないとか，メモを取らないといった不満としてたびたび訴えます。このようなときには，ASD の特性として，耳で聞いて理解することが難しいことを説明し，文書を示すように指導します。

ここで問題となるのが，看護手順やマニュアル類です。これらは一般的にはかなり大雑把に書いてあって，経験とともに読むと理解できるような表現になっていることが多いです。これでは発達障害のある人，特に ASD 特性のある人は理解できません。そのため，物品の取り出し方，配置の仕方，片づけ方など，かなり細かく補足する必要が出てきます（図 8 ）。

### 具体的な業務指導例

点滴交換の場面を例に挙げます。指導者が「必要物品は手順に書いてあるとおりです」

**図8** 業務の可視化

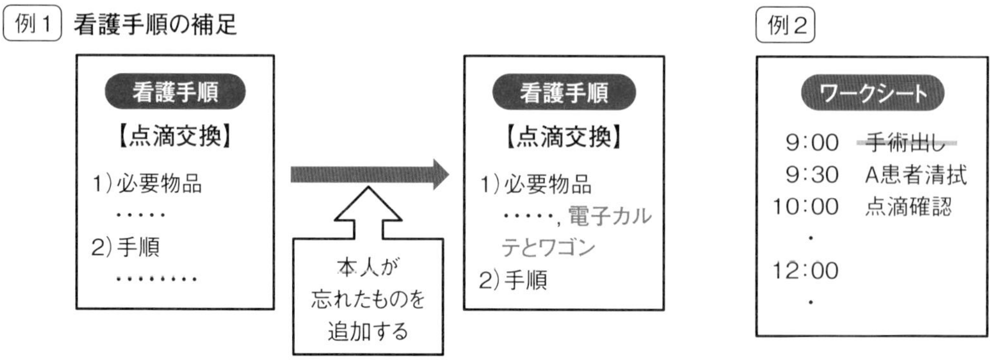

と言っても，手順には電子カルテ搭載のノートパソコンとそれを乗せるワゴンまでは書いてありませんでした。そのため，ASD 特性のある新人看護師は，患者のベッドサイドに行くときに，患者確認用の電子カルテを持参するのを忘れました。指導者は「なぜ電子カルテを用意しないの？」と尋ね，新人看護師は「手順に書いてなかったからです」と答えました。このようなことがよくみられますので，指導者と当該看護師とで，実施する**業務を細かく可視化**するとよいでしょう。日々の業務の流れの場合は，ワークシートを時間の流れに沿って作成し，終了のたびにチェックします。自分だけでできない場合は，これをナースステーションなどに掲示して，本人と指導者で一緒にチェックするシステムにすると，チームで業務の進捗が共有できます。

一方，ADHD 特性のある職員の場合も，業務の可視化は重要です。1 つの業務を終えたら次に何をすべきかをワークシートなどにして，終了とともにチェックするようにします。そうすると，途中でほかの業務に関心が移ってしまったり，やるべきことを忘れてしまったりすることを防ぐことができます。場合によっては，これを個人のワークシートにするだけでなく，周囲の人が共有できる場所に掲示して，周囲の人も進捗状況をわかるように可視化するとよいでしょう。

## ≫ 業務の習得過程のセグメント化

看護業務の習得は，まずシャドウイングを行い，その後は経験をしながら覚えていくというスタイルが多いと思われます。そのため，たまたま珍しい処置があればそれを見学してみたり，退院支援のカンファレンスに同席したりと，多様な業務について経験できた順序で覚えていくようになりがちです。こうした教育の方法だと，ASD 特性のある職員は，どれとどれが，どのようにつながっているのかが理解しにくくなります。

また，経験豊富な指導者側は，ドレーン挿入部の処置も，術後の創処置も類似のものだと理解しています。しかし，発達障害のある職員には全く別のものにみえることが多々あります。そうなると，指導者は「この前経験したからできるはず」と思っても，当該看護師には「やったことがない」という不一致につながります。

そこで，指導方法としては，業務をできるだけ細かい区切りでまとめて，そのまとまりだけ繰り返し指導するような方法が効果的です。例えば，口腔からの吸引だけ毎日何回も実施し，それが安定してできるようになってから鼻腔からの吸引を練習するといった方法や，点滴の交換の前の確認だけ繰り返し行ってから，点滴の交換を指導するといった方法です。このように細かい区切りでまとめることを**セグメント化**といいます。これは，機能別看護方式※のように指導すると考えてもよいかもしれません（**図9**）。

これは ADHD 特性のある場合にも役立ちます。ADHD 特性のある職員は，次々と新しいことに注意が移っていきます。一見すると流れを把握しているようにみられますが，一つひとつの業務の確実さが少ないということもよくあります。そこで，1 つの処置を何度

※機能別看護方式：ある単位に必要とされる看護業務全体を業務別に看護職員に割り当てる業務中心の看護サービス提供システム。時代の流れで患者中心の業務遂行が進み，単独の看護方式として採用する病院は減少傾向にある。

**図9** セグメント化による指導方法の例

| 一般的な指導方法 |
| --- |
| 月曜日：患者Aを受け持つ<br>バイタルサイン測定→オムツ交換→体位交換→吸引→経管栄養 |
| 火曜日：患者Bを受け持つ<br>バイタルサイン測定→吸引→車椅子移乗→食事介助→口腔ケア |
| 水曜日：患者Cを受け持つ<br>バイタルサイン測定→血管造影検査の準備→検査室へ送り→検査後観察 |
| **セグメント化による指導方法** |
| 月曜～金曜日：患者Aと患者Bを受け持ち，バイタルサインの測定と吸引を繰り返す |

も繰り返す教育方法は，ADHD特性の場合にも効果的なことがあります。

## ›› 挨拶・接遇・敬語の習得指導

ASD特性のある職員は，コミュニケーションや予測した対応の困難さを抱え，さらに日々異なる場面や多数の関係者などに囲まれての業務は，私たちが考えている以上に疲労を感じているようです。また，これから先に起こることへの不安も強いため，毎日非常に緊張して業務を行っています。そのため，場面に即した，臨機応変に対応する挨拶や敬語，顔の表情や手や身体の使い方が上手くできません。

挨拶は就学前から何度も経験し，敬語も小学校以降に何度も学ぶ機会があったと思われます。しかし，場面に即してそれらを使うことが難しいのです。そこで，前述のセグメント化を挨拶や接遇にも当てはめ，パターン化して指導することで，徐々に身に付けることができます。

## ›› 段階（ステップ）を踏んだ挨拶指導実践例

例えば，第1段階として「ナースステーションの入口で『おはようございます』と言いましょう」，第2段階として「ナースステーションのなかにいる職員全員に『おはようございます』と言いましょう」というように段階的に指導したところ，少しずつ朝の挨拶が上手になった職員がいました。しかし，この段階のときに，更衣室前で筆者が「おはよう」と声をかけても返事は全く返ってきませんでした。さらに，後日，師長に確認してもらったところ，筆者に会ったことも記憶にありませんでした。おそらく就職当初は緊張と不安が強く，ナースステーションに到着する前は考えごとで頭がいっぱいだったのでしょう。この職員はすでに数年間勤務していますが，今では更衣室前であっても挨拶ができるようになりました（**図10**）。

**図10** 挨拶や接遇のパターン化による指導

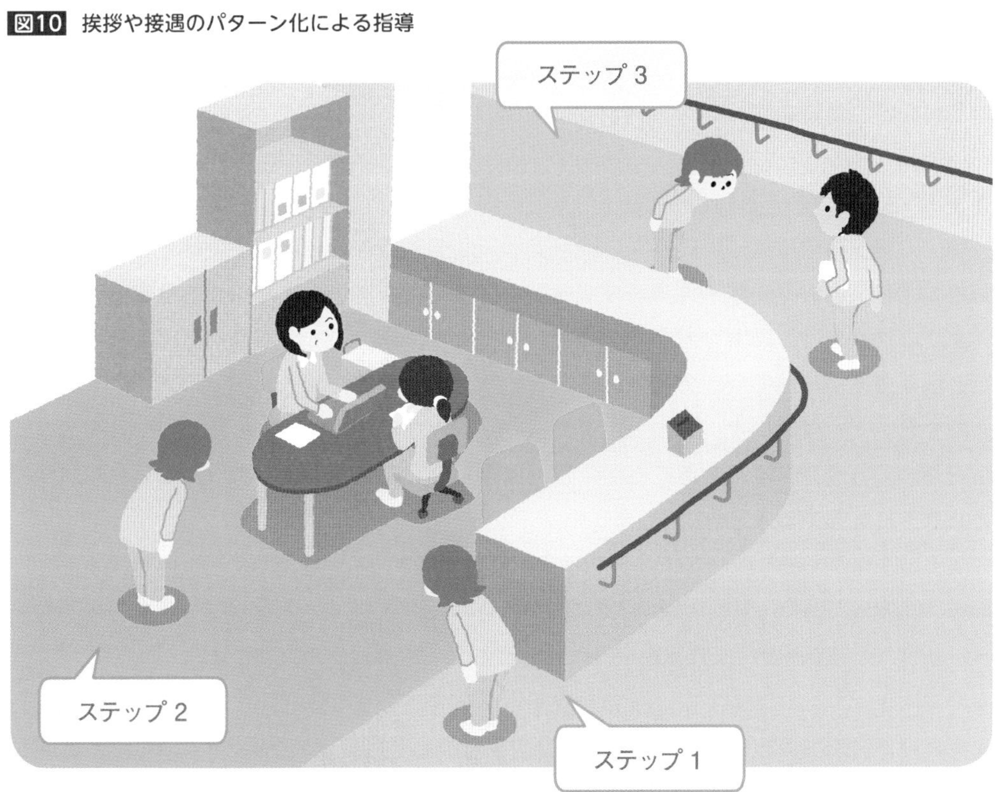


**教育の課題：**

朝の挨拶「おはようございます」が言えない

**具体的指導：**

【ステップ 1】
ナースステーションに入るときに挨拶

【ステップ 2】
ナースステーションのなかにいる職員に挨拶

【ステップ 3】
更衣室からナースステーションまでの間に会う人に挨拶

## ≫ 周囲の人からの反応のフィードバックとタイミング

発達障害のある職員は，コミュニケーションと想像性の障害によって，自己評価と他者評価が一致しないことがよく見受けられます。当該職員は「自分はできている」と評価していても，指導者側が「全然できていない」と評価するようにです。さらに社会性の障害によって，周囲の人との関係のこじれについて気がついていないことや，仲間に入らなくてもいいと考えていることもあります。周囲の人は「この人と仕事をするのはもういやだ」と思っていても，当該職員は「周りの人が優しいので，ずっとここで働きたい」と評価していることもありました。さらには「周りの人から嫌われていても平気」と言った職員もいました。

このように周囲の人と当該職員の関係のこじれについては，違和感があるくらいのうちに，当事者に周囲の人の感じ方を伝える場合があります。例えば，「あなたと一緒に仕事をするとき，周りの人はやりにくさを感じているらしいけど，あなたはどう感じていますか？」などと話します。

### 具体的な振り返りの方法

特に，発達障害に気づいていない段階では，このような振り返りを少しずつ行って，自分と周囲の人との不一致や，それが発達障害によるものだと徐々に気づきを促します。このような場面では，障害かどうかが問題なのではなく，自分の苦手さに気づくことが大切だと伝えます。そして，自分の苦手さを補ってくれる人に感謝をし，苦手さを強みに変える考えをもてればよいと，自己洞察を促すようにかかわります。時間がかかるかもしれませんが，自分自身をよく知ることができれば周囲の人との不一致が減り，いずれは協業できるようになるでしょう。

このようなフィードバックは，多くの場合，当該職員にとっては受け入れがたいことです。自分の認識していることと周囲の人の感じ方が異なると，言われて初めて知って驚く人も結構います。そこで，変化に対応するのがやや苦手なASD特性のある職員には，一度にたくさんの情報を伝えるのではなく，30分程度で項目を絞って伝えるようにしています（**図11**）。

例えば，「今日は先日の報告の場面を振り返りましょう。Aさんは□□のように報告しましたね。その報告を受けた周りの人は，驚いて残念な気持ちがしました」，「Aさんは，周りの人がそのように感じたと思っていましたか？」というように，1つの場面を挙げて，自分の行動が周囲の人を驚かせていたことをフィードバックします。このような振り返りを何度か繰り返しながら周囲の人との不一致を認識し，その次の段階として不一致を少なくする方法を一緒に考えるようにします。

ADHD特性のある職員は，片づけや業務の忘れなどを繰り返し注意されていることも多いです。しかし，それを自分ではあまり重視しておらず，周囲の人が困っていることに気づいていないようです。そこで，「繰り返し注意されていたのはわかりますか？それは，周りの人が困っているということですよ」と，場面の記憶を確認しつつ，周囲の人の思いを伝えます。

これらのフィードバックによって，実はこれまでも自分なりに違和感があったという人もときにいます。そのような場合には，そのような感じに至るエピソードや過去の体験なども一緒に聞いていきます。それによって，当該職員と支援する側が共有するものが増えて，より本人を理解することにつながって，支援もこれまで以上に本人が安心する方向に改善することができると考えます。

周囲の人の反応に関するフィードバックは，もし当該職員が受け入れがたいものであった場合には，それがもとで適応障害や抑うつ反応につながりかねません。また，指導者や上席者に対する不満がパワーハラスメントだと感じることもあります。そのため，当該職員の反応を見守り，ときには別の職員を相談先として提案するなど，一方的にフィードバックするのではなく，共通認識をするという姿勢で行うとよいでしょう。

**図11** 周囲の人の反応に関するフィードバック例

**面談の目標**：周囲の人と当該職員Aさんの感じ方のずれを共有する
そのうえで，Aさんが自分自身の振り返りに対して取り組み始める。

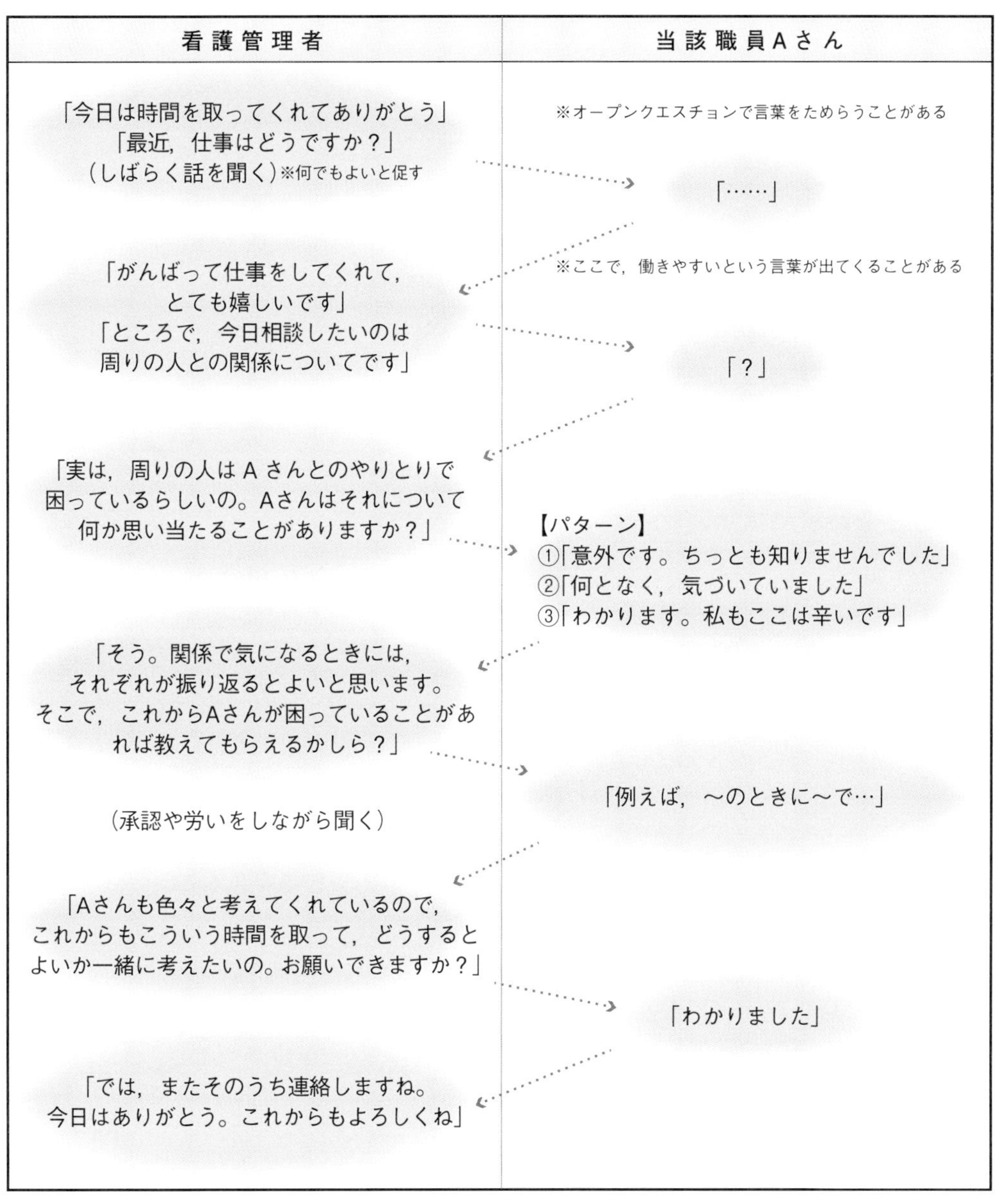


## 体調管理方法の指導・助言

遅刻や当日の休み，あるいは休日後体調不良が多い職員もいます。これらの職員のなかに発達障害のある職員が含まれていることが結構あります。これらの職員と遅刻や急な休みの理由を話し合うと，体調管理の能力が不足していることがわかります。

遅刻を例にあげると，多くの人は，出勤するまでの時間とやるべきことの流れから逆算して，起床の時刻や身支度の段取りを決めていきます。しかし，ADHD特性のある職員は，身支度の途中で何かほかの事柄に気をとられて準備が止まってしまうことや，忘れ物に気づいて何度も出入りをしているうちに遅刻するということもあります。このような場合には，「何時何分までに○○をする」といった決まり（ルーチン）をつくり，壁に張り出すなど，行動の管理方法から指導をします（図12）。

**図12** 出勤までのルーチン

アラーム①
起床・洗面・着替え
アラーム②
朝食
アラーム③
自宅出発


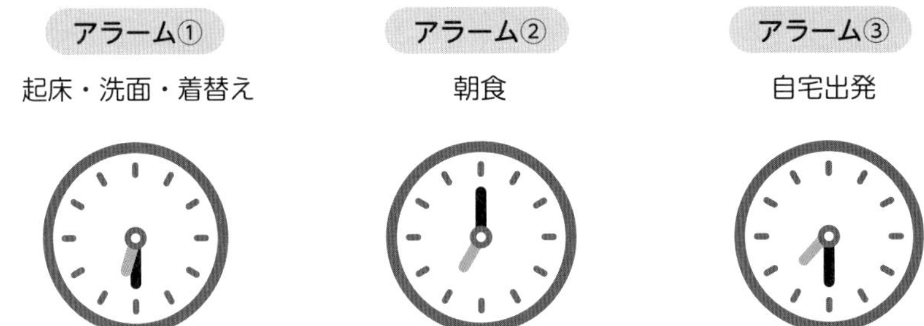

## ≫ 軽微な症状や体調変化の可視化

体調管理については，軽微な体調不良に気がつかない人も結構多いと思われます。ASD特性のある人は，事象と事象の間の関連性を考えることや，それを予測して予防的に判断することが苦手です。発熱してから，「そういえば前日はとても眠かった。ただ眠いだけだと思っていた」というように，この軽微な症状は，もし悪くなるとしたら明日にはこうなるかもしれないという予測が難しいようです。そのため，前日まで全く体調不良を訴えていなかったのに，翌日の朝，突然休むと連絡するような行動パターンになってしまいます。体調不良による遅刻や突然の休みを繰り返す場合は，体調の自己管理のノートをつけてもらいます（図13）。記録を重ねることによって，自分の体調の変化にいくらか気づけ

**図13** 体調の自己管理ノート

| 月　日 | 時　間 | 気分VAS（0最悪～10最良）<br>0 | 2 | 4 | 6 | 8　10 | 業務内容 |
|---|---|---|---|---|---|---|---|
| 記入例<br>6／15<br>（月） | 9<br>11<br>13<br>15<br>17 | ✓<br><br><br>✓<br> | <br>✓<br>✓<br><br>✓ | | | | 清潔ケア２人<br><br>カンファレンス参加<br>リハビリ移送４人 |
| ／<br>（　） | 9<br>11<br>13<br>15<br>17 | | | | | | |
| ／<br>（　） | 9<br>11<br>13<br>15<br>17 | | | | | | |

るようになっていきます。このようなノートは体調を可視化することにもなりますので，本人の安心にもなるようです。

### 休憩への配慮

日常業務においては，休憩の取り方の工夫も必要です。ASD 特性のある職員は，休憩中に食事をしながら雑談するのを苦手としている人がかなりいます。そのため，当該職員と指導者側の双方に，休憩中は 1 人になることが重要であると伝えます。これが共有されないと，当該職員の疲労が増大したり，周囲の人から付き合いが悪いなどと誤解されがちです。1 人で過ごす場所があれば，そのような場所を提案するとよいと考えます。

## 業務における問題への対応

### 医療安全の確保における問題と対応

ASD の特性であるコミュニケーションの障害は，職場では報告・連絡・相談の不足につながります。また，多動性が強い場合は確認事項を忘れてしまう傾向があります。これらの特性は，医療安全の確保において支障につながる場合があります。当該職員が自身の傾向に気づくためにも，インシデントレポートをそのつど記入するよう指導します。

しかし，実際には自分の行動を振り返るということ自体が難しい人も多いようです。例えば，配薬間違いのインシデントレポートの事象の経過に，「看護師 A さんが患者 B さんに渡してきてと言うのでやった」と事実のまま書いてありました。確かに事実は A さんが B さんへの配薬を依頼し，A さんの準備段階ですでに誤りがありました。しかし，マニュアルでは，配薬時に基本的な確認事項（与薬原則 6R）を行うようになっていました。当該看護師は，A さんから依頼を受けた時点で，確認されているものと思い込んでいて，自分では確認を怠っていたのでした（**図 14**）。

**図14** 与薬インシデントが起こった流れ

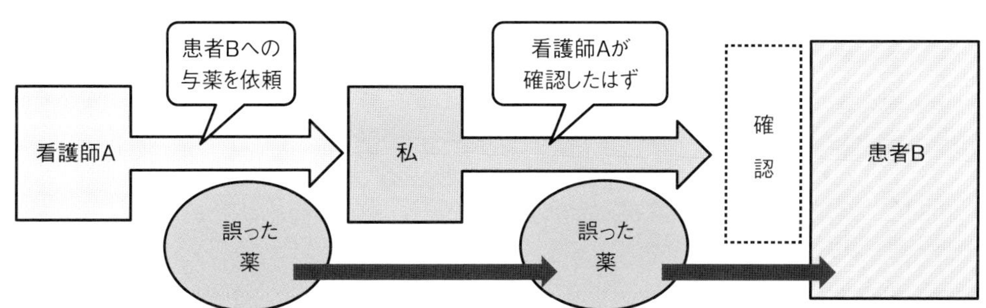


業務マニュアル：与薬実施者は最終的に原則を確認する。
レポート記載内容：私は看護師Aに頼まれたから与薬をした。
看護師Aが確認をしたはずだと思い込んでいた。

第4章 実践支援

このように，医療安全の確保において，迅速な判断や異なる場面での基本事項の応用が難しい人がいます。その場合は，生命に直結する業務が少ない，あるいは急がない部署への配置転換や，業務内容を安定した患者の生活援助を中心としたものに変更するといった工夫をするとよいのではないでしょうか。

### ≫ 職場の人間関係における問題と対応

発達障害についての理解が十分ではない職場だと，ASD特性のある職員に対して，コミュニケーション上の困難さが，「やる気がない」，「うそをつく」，「無視された」，「パワハラだ」などと誤解され，感情的にもつれるようになります。あるいは，ADHD特性のある職員に対して「だらしない」，「いい加減な性格」，「不真面目」といった評価をしがちです。こうした事態になる前に，互いの認識を第三者が聞き，本人の意図を確認したり，気づきを促し，問題の背景に発達障害があることを理解するように促します（**図15**）。すでに感情的にもつれ，関係が修復できないと思われる場合は，配置転換をして新たな部署で本人の特性に応じた対応を試みるようにします。

**図15** 職場の人間関係における感情的な問題と気づき

| 発達障害への理解が不足している状態での認識 | | 発達障害を理解をすると？（気づき） |
|---|---|---|
| 挨拶したのに無視した | ➡ | 挨拶がもともと苦手だし，気づかなかったかもしれない。挨拶をするパターンを決めてあげよう |
| メモを取らないなんてやる気が感じられない | ➡ | 話し言葉の聞き取りが苦手でメモを取れない。やる気がないのではなく，メモを取る作業が苦手なだけなんだ。書いて渡してあげよう |
| あんな言い方をする上司はパワハラだ | ➡ | こだわりが強いこととコミュニケーションが苦手なために，過剰に大きい声で続けて話してしまったのだ。こちらが思うほど怒りがあるのではないらしい |
| 休憩中に会話しようとしない。職場に適応しようという意欲がない | ➡ | 会話しながら食事するのが負担なので，1人で休憩できる場所を用意してあげよう |

## 抑うつ状態や適応障害，身体症状など二次障害への対応

### ≫ 抑うつ状態や適応障害などへの対応

発達障害のある人は，周囲の人との気まずさや業務の失敗，あるいは期待される目標への到達困難などから，抑うつ状態や適応障害といった精神的な二次障害を起こすことがあります。周囲の人は二次障害に至らないようにできるだけ配慮することが望ましいのですが，医療機関では，患者の急変やそれに伴う職員の驚きや怒りなど，予測して予防するこ

とが難しい状況も多々あります。

もし発達障害のある職員が精神的な不調から精神科や心療内科を受診する際は，速やかに受診できるように相談に乗ります。ときに，こうした職員は受診までのプロセスも計画的にできないこともあるので，「受診すると言っていたのに受診しなかった」ということも起こりがちです。速やかに受診できた場合でも，職場への報告を忘れてしまう場合もあるので，受診結果をいつ，どのように，誰に報告するのかをメモに書いて渡したり，自分の予定表に書き入れるように指導します。また，受診する旨を管理部門にも伝えておきます。

受診の結果，薬物療法や一定期間の休養，あるいは配置転換などが医師から提案されることもあるので，配置部署と管理部門の間で十分協議して，二次障害の症状が改善するのを待ちます。そして，通院の状況や日常生活の様子から，復帰の時期や復帰後の業務を検討していきます。

### ❯❯ 消化器症状・めまい・倦怠感などの身体症状への対応

発達障害のある人の二次障害が身体的な症状として現れることもあります。吐き気や腹痛，頭痛やめまい，倦怠感などの身体症状をあげることが多いようです（**図16**）。しかし，急に休んだ割には受診をしていないとか，翌日には全く症状が取れているなど，周囲の人からみると，休むほどの病状ではなかったと感じるような状況がよく報告されます。

このように体調不良に関する本人の訴えとその前後の身体状況に一貫性がないように感じるときは，発達障害の二次障害であると仮説を立てて考えます。身体症状については指導者や部署の師長が十分な聞き取りを行い，症状の観察や治療の状況も合わせて，休養すべきか業務をすべきか考えます。そのうえで，体調不良の背景に，発達障害によって業務や職場の人間関係が負担になっているのではないかと考えます。

当該職員に対しては，体調の回復に向けた勤務調整などの配慮とともに，仕事で辛いことがあるのではないかと尋ねるようにします。本人が仕事での悩みや負担感を述べたときには，本人の辛さとそれに向き合っている努力を十分に労い，今後の業務について話し合います。身体症状あるいは精神面での反応の状況により，現在の配属部署での業務継続が困難な場合は，管理部門と相談して，回復に効果的な配属先を考えてもらいます。

**図16** 二次障害としてよく聞かれる身体症状

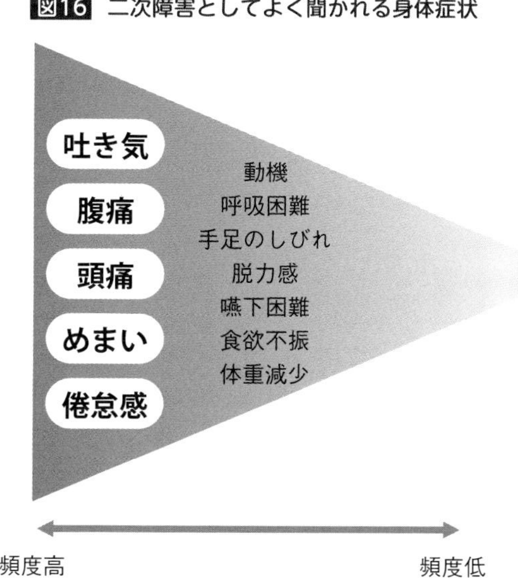

部署支援で重要な視点

・発達障害のある職員の特性を理解して，状況が悪化する前から細かく観察し，配慮するようにします。
・師長や指導者を中心とした職場全体でその職員を支援し，活用するように考えましょう。
・抑うつ状態や身体症状があれば，二次障害の可能性を考えておきましょう。

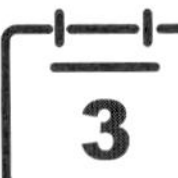


# トップマネジャーの役割と環境づくり

## 発達障害のある職員との協業に向けた取り組み

### 発達障害に関する知識の普及

トップマネジャーは発達障害に関する知識の普及に推進力をもって進めなければなりません。知識がないと周囲の職員が発達障害のある職員を誤解し，排除する事態につながりかねません。発達障害は患者として看護の対象となったり，患者の家族のなかにもいて，その人たちの支援に携わる機会も増えてくるでしょう。さらに，看護師の子どもや兄弟にも発達障害の診断がついている人がいる場合も増えていく可能性があります。

トップマネジャー自身は，発達障害に出会った経験は少ないと認識しているかもしれません。しかし，よく振り返ってみると，小学校の同級生や，以前の職場の先輩などに，もしかするとあの人は発達障害だったのかもしれないという人にきっと出会ってきています。ですから，これまでにも本来必要だったはずの知識として正しく学び，看護職として適切に対応できるようになろうと，部下に働きかけることが重要です（図 17）。

具体的な知識の普及については，関係機関や行政などと相談したり，それらが配布している資料などが非常に参考になるでしょう。また，最近では，専門機関が主催している発達障害者のある人への就労支援の研修会などもありますので，トップマネジャーや教育担当者などで参加するとよいでしょう。

**図17** トップマネジャーが行う協業への取り組み

| トップマネジャー自身が知識を習得 | → | トップマネジャー自身または関連機関などとの連携により，看護部門内に周知 | → | 発達障害のある職員との協業の意義の理解 病院全体としての協業の意義の理解 |
|---|---|---|---|---|

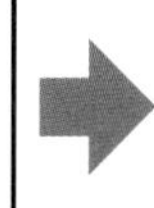

### 協業の意義とその理解促進

発達障害のある職員は，看護業務の遂行上，支障があるように思われがちです。確かに，コミュニケーションの障害から報告・連絡・相談が苦手であったり，患者や家族から苦情を受けたりします。また，複数の迅速な対応が求められる看護業務では，確認間違いや点検忘れなどが生じたり，時間通りに業務を進められないといった問題も生じます。

一方では，１つのことをコツコツとやり遂げようとしたり，決まったことを確実に遵守できる長所もあります。前述したマニュアルやワークシートなども，発達障害のある人がわかりやすいものは，それ以外の多くの人にとってもわかりやすいものとなるでしょう。発達障害のある人が戸惑うことは，職場の流れが十分可視化できていない部分かもしれません。このように考えると，発達障害のある人と協業することは，日頃，気づかないことに気づかされ，より働きやすい環境に改善することに役立ちます。こうした協業の意義を，看護部門や組織全体に十分理解してもらえるよう，トップマネジャーは意図的に行動することが期待されます。

## 発達障害のある職員の支援体制づくり

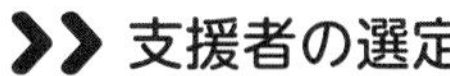

### 支援者の選定

トップマネジャーが発達障害について理解をし，協業の意義を認識していても，実務的にはそれをともに推進する人が必要です。副看護部長や看護師長，あるいは教育担当者などから，発達障害について関心をもっている，あるいは学びたいと思っている人を選びます。

実際には，すでに看護管理者になっている人のなかにも，発達障害がある人が少なくないと思われます。このような人は，こだわりが強く，柔軟に考えることが苦手な傾向があります。発達障害といっても，個々の障害の様子や当該職員の考えや希望は，みな異なります。その多様性を認め，周囲に起こるたくさんの事象に柔軟に対応できる人を選ぶとよいでしょう。もし，こうした取り組みを新たに進めるとしたら，トップマネジャーを含めて少なくとも３人が理解者であれば心強いでしょう。

### ≫ 就労を支援する体制づくり

発達障害のある職員の就労は，職場の環境が大きく影響します。そこで，発達障害の特性を学び，柔軟に対応できそうな看護師長の部署へ配属し，就労支援の体制をつくっていきます（図18）。まずはその部署の師長，副師長，そして直接の指導者に理解と協力を求めます。そして，誰もがまだ慣れていないので，困ったらいつでもトップマネジャーが相談に乗ることを伝えます。このようにすると，発達障害のある職員に対して，異なる職層の人が連携し合って支援する体制がつくれます。

**図18** 就労支援の体制づくり

| 看護管理部門での就労支援体制 | 部署のなかでの就労支援体制 | 事務部門はじめほかの部署へも支援体制を拡大 |
|---|---|---|
| 看護部長が知識習得<br>看護副部長，師長，教育担当者などが知識習得<br>協業の意義の理解 | 病棟師長，副師長，指導担当者がそれぞれの立場で支援を実施 | 休暇・休職の手続きなどの支援<br>障害者全般と協業する意義の広がり |

また，当初の配属部署で継続できない場合や，いったん病棟業務から離れてもらうときに，どこの部署で対応が可能かを考えておきます。心身ともに二次障害がある場合は，管理部門で書類の整理や文書配布の補助などをしてもよいでしょう。患者への対応が多少可能であれば，外来部門の採血業務や比較的業務が単純なものを選んで割り当てます。看護部門は病棟や外来など多様な特徴をもつ職場がありますし，どこの部署でも単純な業務があります。本人が自分の特性を受け入れていくために有効な場所を選べるよう，看護部門全体で支持的にかかわれるように体制を拡充していきます。

さらに，当該職員が二次障害によって長期に休暇が必要となる診断書が発行された場合は，職場によって休暇の取り扱いや必要な手続きが異なります。事務部門とも情報交換を密に行っておくことをお勧めします。

## 教育機関・医療機関・支援施設との連携

### ≫ 看護学校・看護大学などとの連携

看護学校・看護大学など，基礎教育の機関との連携も重要です。特に新卒者の場合は，採用側は短時間の面接でしか本人とやりとりがないまま，採用後の教育を考えなくてはなりません。採用後早期から発達障害の傾向がみられる場合には，卒業した専門学校・大学の教員と連絡を取り，当該看護師の特性や，これまでの生活の状況などの情報交換をしていきます。
例えば，就職後１カ月で出勤が困難になった職員について，卒業した看護大学に問い合わせしたところ，在学中に友人との関係がうまくいかなかったエピソードがあり，その当時，保護者が強い不満を訴えてきたと報告を受けました。その後も教員間で情報交換したところ，やはりいくつか関係構築上の困難さがあったようでした。学生や職員の個人情報の保護も考えつつ，教育機関と職場が連携を図り，協力し合ってより効果的な支援体制を整えるとよいと考えます。

## かかりつけ医療機関との連携

発達障害のある職員が二次障害により精神科や心療内科を受診していることがあります。ときに，採用前から受診していても，採用時にはそれが報告されないこともあります。そのため，通院しているという情報があった場合は，かかりつけ医療機関や治療内容について，できれば本人と職場で共有しておくとよいでしょう。
また，このような職員は，本人だけが診察を受けると，主治医に職場の状況が適切に伝わらない可能性があります。例えば，職場は配属先などを柔軟に変えながら支援したいと思っていても，本人が主治医に「職場は辞めてほしいと思っている」と説明してしまうこともあります。二次障害の回復がなかなか進まないときや，治療内容が把握しにくいときなどは，職場の上司が受診に同行することを検討します。新卒者の場合，筆者の経験では家族と上司の両方が診察に同席したことがありました。本人の得手不得手を共有し，適応しやすそうな部署を選ぶことに役立つからです。

## 発達障害者支援センターやハローワークなどとの連携

当該職員への個別対応や職場内での知識普及のための研修会の企画で困ったときには，発達障害者支援センターやハローワークなど専門機関に相談するとよいでしょう。発達障害者支援センターは各都道府県にありますが，都道府県によっては１カ所しかないところもあり，職場から遠いこともあるでしょう。それでも，専門的な知識や豊富な対応経験をもっている職員が相談に乗ってくれると思います。
職場から近いところであれば，各地域にあるハローワークにも発達障害者の就労支援に関する相談部署があります。さらには，各都道府県には障害者就業・生活支援センターがあります。こうした機関は，障害の認定を受けている人の支援が優先的にはなりますが，職場での対応方法に関する相談ができたり，相談員を派遣してくれることもあります。また，職場と異なる立場から障害者自身へ支援をしてくれます。すでに数年勤務している人が，心療内科に通院していて，途中から発達障害の診断を受けたというケースも今後増えてくるでしょう。対応に悩んだときは，これらの機関に相談するとよいと思われます。

## 人事考課における配慮

### 発達障害と人事考課

発達障害のある職員は，人事考課の業績評価や能力評価の視点において，評価が低くなってしまう傾向があると考えます。発達障害の特徴から，物事の計画的な進行や，期日までに完成することが苦手なために，目標に対しての到達度が低くなり，業績評価としては低くなりがちです。また，能力評価においては，例として，判断力，理解力，業務遂行力，報告・連絡・相談，協調性，変化対応力などの項目で低く評価されることになりやすいといえます（**図19**）。

そこで，能力評価については当該職員と状況を共有することを重視し，業績評価では当該職員が達成可能な目標設定や達成プロセスでの支援が重要となります。どちらの評価であっても，これを実行することは簡単なことではありません。本人が苦手な部分を認識していないこともありますし，管理者や指導者がよかれと思って行う支援が，本人の認識とずれることもあるからです。

人事考課を通して，本人が自分の特性に気づき，そのうえでその特性をよい方向で活かすことと，苦手な部分を補ってくれる人への感謝の気持ちをもてることを長期目標とし，その過程で状況を共有する機会が人事考課だと考えるとよいのではないでしょうか。

**図19** 発達障害のある職員の人事考課

| 能力評価 | 業績評価 |
|---|---|
| ○特徴<br>判断力，理解力，業務遂行力，報告連絡相談，協調性，変化対応力などは，医療機関においては低く評価されがち<br>◎対策<br>当該職員の能力について職員自身と評価者がよく話し合い，共有する<br>障害として診断されている場合には，診断結果や主治医の意見などにより，能力が生かせる業務に割り当てる<br>あるいは，障害の特徴の評価方法について，人事考課担当者と協議する | ○特徴<br>物事の計画的な進行や期日までの完成が苦手なことが多く，目標の到達度が低くなり，評価も低くなりがち<br>◎対策<br>配属部署の師長や指導者が当該職員に相応しい目標設定を一緒に考える<br>目標到達に至る進捗を細かく見守り，適宜助言や指導を行う |

### 発達障害の診断を受けた職員の人事考課

発達障害の診断を受けた場合には，職員の特性にあった業務の割り当てが重要となります。そのため，本人あるいは医療機関などと情報共有を行い，少しでも適性に合った部署や業務を検討します。かかりつけの医療機関で主治医や公認心理師から，検査結果や通院時の様子などを聞くことも有用です。

人事考課においては，障害の性質上遂行しにくいものを，組織としてどのように扱うかを人事考課の専門部署と事前に協議しておくとよいでしょう。また，先述したように，業績評価については達成可能な目標設定と，到達までのプロセス支援の強化になります。人事考課は組織によっては昇給や賞与支給額などにも影響するでしょう。そのため，雇用側と障害者本人が日頃から十分状況を確認し合い，お互いに納得がいく評価となるようにしておきましょう。

## 休職・退職に関する相談への対応

### 二次障害による療養休暇・休職

発達障害のある人が二次障害になると，療養休暇や休職が必要になることがあります。だいたいの場合は本人や家族から，診断や治療内容，**復職までの見通し**などを聞くことになります。しかし，家族の支援が得られない，または本人だけでは状況が把握しにくい場合は，職場の上司が受診に同行してこれらの情報を共有するようにします。そのうえで，発達障害の傾向の有無や，現在の症状との関連の有無などについて，主治医と確認するとよいでしょう。復職の際も業務内容や配属部署を検討します。

### 二次障害による退職

二次障害が重症で回復の見通しが立たない場合は，退職を選ぶこともあるでしょう。このような状況になる前に就労支援をしたいものですが，ときに一度離職したほうが治療に専念できるということもあります。医療関係の職場では，どうしても迅速で臨機応変な対応が求められ，非常に多くの人と連携しながら業務を遂行します。また，勤務中の運動量が多く，身体的にも疲労が蓄積しやすい特徴があります。このようなことから，二次障害の回復のために退職が望ましい場合は，**健康の回復を願いながら退職を受理**します。

### より働きやすい職場への転職

二次障害はなくても，ほかの職場への転職を検討する場合もあります。急性期から慢性期へ，総合病院から単科の病院へ，交代勤務のある病院から日勤だけの診療所へなどと，当該職員の特徴や希望に添って，より働きやすい職場への転職も意味があります。

現在，医療機関は地域のなかで機能が分化され，１つの医療機関ですべての機能・領域を有していることはほぼありません。そのため，現在の所属にはない機能・領域が当該職員に向いていると考えるときには，トップマネジャーはぜひ転職の相談に乗ってください。職業紹介を取り扱う企業では，こうした細かい状況の相談や，その職員をよく知ったうえでの紹介にはなかなかなりません。トップマネジャーがほかの医療機関や介護施設などの看護管理者と連携ができていれば，きっとその職員に合った職場が探せると思います。また，ナースセンターへの相談もよいでしょう。筆者の経験においても，前の病院では適応が難しかったけれども，今の病院なら安定して業務ができるという人も何人もいます。

看護師不足の問題は，これからも，どの組織でも，どこの地域でも，きっと持続していくことでしょう。発達障害のある人が安心して働ける場所を，トップマネジャー同士のネットワークで紹介し合えるようになるとよいと思います。

**トップマネジメントの視点**

- トップマネジャーは，発達障害のある職員との協業の意味を理解しましょう。
- 職場全体で支えるという環境づくりがトップマネジャーの役割です。
- 発達障害のある職員との協業は，組織の多様性・柔軟性を高め，発展につながることでしょう。

# 04 職場内教育

北川　明

## 支援者に何を伝えるか

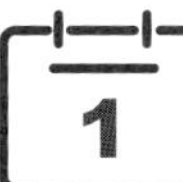

## 1 発達障害支援に関する職場でのコンセンサス

### 理解を促す目的

#### ≫ 障害と看護師免許

2001年の保健師助産師看護師法改正では，「目が見えない者，耳が聞こえない者又は口がきけない者」には免許を与えないとしていた絶対的欠格事由を削除し，“心身の障害により（中略）業務を適正に行うことができない者として厚生労働省令で定めるもの”には免許を与えないことがあるとした相対的欠格事由に変更されました。この改正は障害者のノーマライゼーションを推進する動きのなかで，内閣に設置されていた障害者施策推進本部が“障害者に係る欠格条項の見直し”を決定したことが背景となっています。このことにより，障害を有していてもできる限り学習の機会を与え，免許を取得できる条件を整えていく流れとなりました。

さらに2016年4月1日には，障害者差別解消法[1)]が施行され，障害を理由とする差別を解消し，障害のある人から配慮を求める意思の表明があった場合には，社会的障壁を取り除くために合理的配慮を提供することが求められるようになりました。この法律は，障害のある人もない人も，互いに，その人らしさを認め合いながら，ともに生きる社会をつくることを目指しています。このような法律の後押しもあり，現在では，何らかの障害があるからといって，看護師になってはいけない，看護師は辞めたほうがよいということは差別になりますし，耳が聴こえづらい人がいれば，紙面を用意するなど社会的障壁の除去も求められます。では，実際に障害のある人が看護師として問題なく働けるかというと，現在はまだ厳しいようです。

### 発達障害の支援と適応の現状

2012 年の全国の看護師養成機関（看護専門学校，看護短期大学，看護系大学）に対する調査によると，著しく指導／学習が困難であった学生数は 2.3％おり，そのうちの半数弱が発達障害の疑われるものであったとされ，この発達障害が疑われる学生のうち 31.7% はすでに退学していたと報告されています[2)]。同じく 2013 年の全国の病院に対する調査では，2.39％の新卒看護師が特別な支援を必要としていたとされており，このうち 40.9% が 1 年以内に看護師を辞めていたとあります[3)]。このように，概ね 2.3% は，学校や職場において特別な支援を必要する人がおり，そのうち 30 ～ 40% は適応ができずに辞めていくことになります。

### 不本意な退職を減らすために

2019 年度の看護学校の入学者は約 65,000 人※でした。2.3% で計算すると，概ね1,500 人の特別な支援が必要な学生がいることになります。このうちの 500 人前後が辞めてしまうのです。もちろん，自分の適正を考えて辞めていく学生も多いとは思いますが，十分な支援が受けられず夢をあきらめてしまった学生もいるのではないかと思われます。さらに，なんとか卒業できたとしても，職場内で適応できずに 40% あまりが 1 年で退職してしまうことになります。こうして辞めていく人の多くは，学校や職場に適応できなかったことで自尊心が低下し，二次障害を併発することも少なくありません。

第 1 章（p7）で述べたように，発達障害は個人の特性であり，治るというものでも，教育や努力で消し去ってしまえるものでもありません。そのため，学校や職場に適応するためには，周囲の人の協力や支援が必要となることが多くあります。しかし，一見してわかりづらい発達障害の場合，周囲の人もどのように支援をすればよいかわからず，退職へとつながっていきます。では，そのような不本意な退職をどうしたら減らしていくことができるのでしょうか。それにはやはり，周囲の人が発達障害を理解しなければなりません。そして，そのうえで，皆の意識を変えていく必要があると思います。

## 発達障害について伝えたいメッセージ

筆者が発達障害に関する講演をするときに，必ず伝えるメッセージが 3 つあります。

### ポイント 1：本人の努力不足ではない

1 つ目は，「発達障害は脳の機能障害であり，できないことは本人の責任ではなく，努力で改善できないものがある」ということです。発達障害があると，うまくできないことや失敗してしまうことが何度もありますが，それを本人の努力不足と考えると，なぜ頑張らないのかと教育している側もイライラしてしまいます。そのイライラは強い口調や厳し

※厚生労働省医政局看護課「看護師学校養成所入学状況及び卒業生就業状況調査」より筆者算出。

い叱責に形を変えてしまうこともあるでしょう。そうすると，発達障害のある人は，萎縮したり緊張してしまったりして，さらに失敗するばかりか，相談することも怖いと思って近づかなくなることもあるかもしれません。何度練習しても，さまざまな方法を試しても，それでもなおできないことがあれば，それは本人の努力不足ではなく，そういう特性なのだと考えるようにしましょう。発達障害の診断有無に関係なく，どんな人にも得意なこと不得意なことがあります。何度もやっても難しいことは，どんな人にもあるものです。イライラしたり怒ったりしても何もよいことはありません。とはいえ，看護師も人間ですから，何度も失敗しているのを見ると，イライラすることや怒りたくなることもあるでしょう。そのようなときは，まずはその人の強みを考えるようにします。何度失敗しても，看護師を続けようという熱意があるな，など，その人のよいところをまずは考えてみましょう。そうすることで，ネガティブな感情が少し和らぐことと思います。周囲の人がイライラせず，相談しやすい雰囲気をつくることで，発達障害のある人だけでなく皆が働きやすい職場になるでしょう。そうなれば，失敗を防ぐことも，カバーも容易になります。当然，こうした雰囲気は１人や２人で作れるものではありませんから，学校や病院で働くすべての人が発達障害に関する基本的な知識を学ぶ必要があります。そのためには，発達障害に関する職場内研修などを開催していくとよいと考えます。

### ポイント２：二次障害の発生リスクを減らす

２つ目は「発達障害のある人は自分ができないことに悩み，二次障害を併発することが多い」ということです。併存症の章でも述べましたが，ASD，ADHDともに自尊心の低さから二次障害を併発することが多く，自殺も多いといわれています。たとえ，失敗したあとの態度が悪びれないようにみえたとしても，失敗して叱られたり，インシデントレポートを書いたりすることがあれば，当然ショックを受けます。ほかの人ができていることが，自分はできないと思えば，やはり落ち込んでいくのです。もし，何らかの注意を受けているときに，不服そうな態度をとることがあれば，それは本当に注意される理由がわからず理不尽だと思っているか，自己防衛として自分の失敗とは認められないのかもしれません。いずれにせよ，注意や叱責は意味がないばかりか，むしろ悪影響が大きいものです。注意される理由がわかっていないのであれば，なぜよくないのか，どういった不利益が生じるのかを説明すればよいですし，自己防衛であるならば，注意することで感情的に反発されてしまうこともあります。注意や叱責をするのではなく，こうすればもっとよくなるというような助言という形で話をしていくようにするとよいでしょう。さらに，普段抱えている悩みや思いをよく聞いてあげるのと同時に，失敗に対する対処法は本人と話し合うなかで決めていくようにしましょう。例えば，電話対応がどうしても難しい人に「もう電話対応はさせない」と，こちらで一方的に決めてしまうのではなく，どういったことであればできそうか，どういう道具や方法を使えば対応しやすくなるかを，本人と一緒に考えながら決めていくことが大切です。また，このように対処することで，二次障害が発生するリスクを減らすことができるのではないかと思います。

## ポイント３：発達障害が疑われる人には受診を勧める

３つ目は「学校や職場に適応できない発達障害が疑われる人は，受診したほうがよい」ということです。発達障害の診断は，幼少期の発達の違いにより早期に発見されてつくか，成長してから学校や職場に適応できず親や本人が悩んで受診した結果，発見されてつくかのどちらかです。医療機関で診察を受けない限り，発達障害の診断がつくことはありません。もちろん，環境によっては発達障害の特性があろうとも問題なく生活できるので，学校や職場に適応できるのであれば，受診する必要はありません。

## 受診したほうがよい２つの理由

なぜ受診したほうがよいというのかというと，理由は２つあります。

### ▶理由１：自分の特性を知ることで助けを求められる

１つは発達障害のある人が健やかに生活していくためには，自らの特性を知っておくことが必要不可欠であるからです。発達障害のある人への支援を考えたとき，その支援とは本人が何でもできるようにすることでも，何でも代わりにやってあげることでもありません。本人が自らの特性を理解し，できないことや苦手なことに対して，周囲の人へ助けを求められるようにすることが，支援の方向性として重要なことになります。障害特性は一生涯ついてまわるものです。どれだけ工夫しようとも苦手なことはありますし，いつも代わりにやってもらえるわけでもありません。自分の特性を理解し，自分はこうしたところが苦手なので，助けてほしいと周囲の人に言えるようになれば，例え失敗があったとしても周囲の人も理解を示してくれるでしょう。本人にとってみても，発達障害の診断がつくことでそれまで失敗を繰り返してきた原因が腑に落ちて，少し楽になったということをよく聞きます。失敗する理由が明確になることで，本人も納得し，前に進めるようになるのだと思います。こうした自分の特性を知るためにも，受診してもらうことは役に立ちます。

### ▶理由２：診断が十分な支援を得るための根拠になる

もう１つは，十分な支援（合理的配慮）を受けるためには，診断が必要になるからです。ADHDにおける治療薬の処方も診断がなければ受けられませんし，勤務時間の調整なども合理的配慮の根拠資料として診断書や意見書の提出が求められます。さらに，どうしても一般就労が難しいときには，障害者雇用枠に切り替えることもできます。また，職場全体で支援をしようと考えたときには，やはり診断書があるほうが，周囲の人も納得しやすくなります。もちろん，医師の診察を受けて何も診断がつかないということもあるかもしれません。そうしたときは，ほかにどんな問題があるのかを振り返ることになります。診察を受けることで，本人も自分には問題がないことを知ることができますし，教育方法や職場環境の改善につながっていくのであれば，受診することは無駄にはならないでしょう。

もちろん，受診することのデメリットもあります。もし実際に発達障害の診断がつけば，本人や親にとっては大きなショックです。そうした場合，何か問題が発生したときに，すべてを障害のせいにしてしまうこともあるでしょう。周囲の人からも障害者のレッテルを貼られる可能性もあります。さらに，発達障害を診断するための検査には手間や費用もかかります。そのため，受診するかしないかは，最終的に本人の意志に委ねられるべきではありますが，職場に適応できず二次障害が発生するリスクが高いときには，やはり受診を勧めたほうがよいと考えます。

### ≫ 支援を求めやすく，支援をしやすくなる環境へ

職場において，発達障害のある人に対する支援のコンセンサスを得るためには，全員が発達障害と二次障害についての知識を得ること，そして，発達障害のある人自身が，自らの特性を理解し，助けを求めるということが必要です。さらには，支援をすることによるインセンティブなども考えることができれば，全体として発達障害のある人を受け入れやすくなるのではないかと思います。障害者差別解消法の流れもあり，今後も障害のある看護師は増えていくことと思います。そうしたなかで，本人の得意なことや不得意なことを踏まえ，誰もが活躍できる職場環境をつくっていくことが，今後我々に求められてくるでしょう。

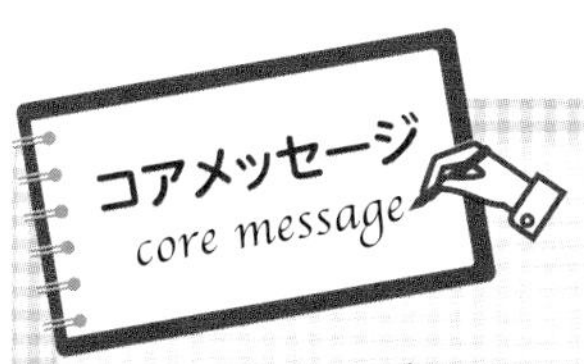


**コンセンサスを得るためのポイント**

・うまくできないことや失敗は本人の努力不足ではないこと，二次障害の発生リスクを減らすこと，発達障害が疑われる人に受診を勧めることの理解を促しましょう。

文献

1）障害を理由とする差別の解消の推進に関する法律（https://elaws.e-gor.go.jp/search/elaws Search/elaws_search/lsg.0500/detail?lawId=425AC0000000065）
2）池松裕子ほか：発達障害の可能性のある看護学生全国調査，科学研究費助成事業，2012.
3）Ikematsu Y, et al: Prevalence and retention status of new graduate nurses with special support needs in Japan. Nurse education in practice, 36: 28-33, 2019.

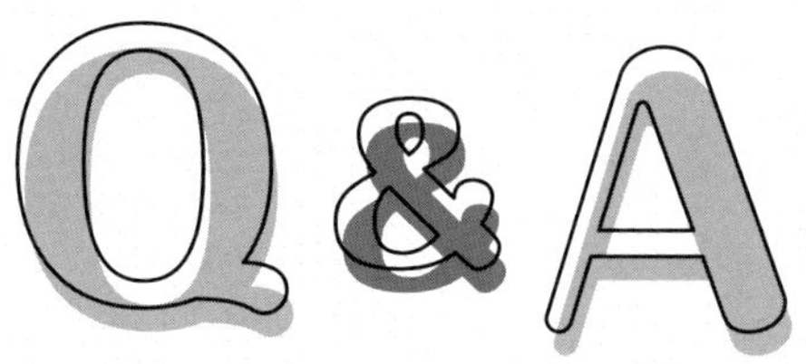

## 「本人に受診を勧めても納得してもらえないので，何かいいアプローチ方法はありますか？」

A1　発達障害の特性があっても職場や生活上で支障がない，困難があっても同僚や上司のサポートで対応できているのであれば，受診の必要はありません。しかし，本人が悩み苦しんでいて，障害を自認することで心理的負担が楽になり，周囲の人の多くの協力と支援が必要になる場合には，受診と診断が必要になるでしょう。当然，受診を勧めるのであれば，診断を受けることでどのような支援が受けられるようになるのかを明確にしておかなければなりません。診断されて告知は受けても，学校や病院が何も支援をしなかったり，本人が不利益が生じたりするのであれば，診断はむしろ悪いものとなってしまいます。こうしたことを踏まえたうえで，受診の勧め方を考えていきます。

受診を勧めるうえで最も大切なことは，関係性だと思います。“あなたの困難を何とかして軽減したい”というスタンスに立ち，発達障害のある人にとって，頼れる味方であると認識されていることが重要です。発達障害のある人は，自尊心が低下していることも多く，関係性もないなかで受診を促すと，パワハラやいじめであると感じる人も少なくありません。また，ASD 特性がある人は，想像力の欠如から，自分の問題が把握できていないこともあります。想像力の欠如は補ってあげつつも，どういう問題が起きているのかはっきり伝えることは大切です。問題があるなと気づいたら，すぐに面談をして話し合うようにしましょう。そして，すぐに受診を勧めるのではなく，まずは，本人の努力や助言で改善できるのかを最低１度は確認し，どうしても改善が難しいときに，「できないことがあることを医師に相談してみよう」と促すとよいでしょう。促す際，「発達障害かもしれない」など，安易に障害について口にするべきではありません。あくまでも，“現在ある困難さの背後に何か理由があるのかを調べてきてもらう”というスタンスで話してください。

## 「夜勤可能な線引きはどこですか？本人に意欲はありますが，怖くてとても夜勤に入れさせられないです」

**A2**

発達障害のある人は，多重課題が苦手であったり，“普通”と思われることが難しかったりするため，人数が少なく責任が大きくなる夜勤には入れられないと，夜勤から外されてしまうことは少なくありません。患者に危険が及ぶようなリスクがあるのであれば，避けようとするのは管理者として当然の考えであると思います。夜勤の線引きとしては，本人が自分の苦手な部分を自覚していて，他者に助けを求められるかどうかが非常に重要なポイントになります。勝手な判断をせずにきちんと相談できるのであれば，夜勤に入ってもらってもミスは起きにくいでしょう。また，どうしても苦手な業務はほかの人と分担，代わるなどといった柔軟な対応ができる体制が整っているかどうかも線引きのポイントになります。発達障害のある人は，得意な部分と不得意な部分の差が極端にありますから，不得意な部分に対しては，何らかの配慮や環境調整が必要になります。何がどういった理由で苦手なのかをアセスメントし，どのような支援があれば対応可能かを考え，さまざまな工夫や業務調整を考えましょう。ほかの人とまったく同じようにできなければ夜勤はさせられないと杓子定規に考えると，夜勤に入ってもらうのは難しくなります。

## 「本人は，（そのつど）わからないことを聞くことができません。質問そのものができないのはどうしたらいいですか？」

**A3**

ASD特性がある人は，全体をみたり状況を推察したりすることが苦手ですから，今の話の流れがわからない，先がどうなるかわからないことから質問も難しいということがあります。質問が必要になる場面は，何らかの指示を与えられたときや，これから何かを行わなければならないときに，勘違いや誤りがないようにすることが大半であると思われます。きちんと確認しないで誤ってやることが問題になるのです。まず，指示ややるべきことが全くわからないため質問できないのであれば，フローチャートなどを用いて丁寧に説明することが必要になります。そのうえでも質問がないのであれば，これから何をどうやってやるのかなど，指示ややることを説明してもらうとよいでしょう。きちんと理解しているかをこちらから確認していくことになります。ASD特性があると，先々を考えて自分で行動していくことが苦手ですから，こちらから確認したり，指示したりすることが必要になります。

# 索引

## 和文

## 欧　文

# 執筆者紹介（掲載順）

## 北川　明

帝京平成大学ヒューマンケア学部看護学科　教授

大阪大学医学部保健学科看護学専攻卒業。5年の臨床経験を経たあと，広島大学大学院保健学研究科博士課程前期修了。2008年，福岡県立大学看護学部講師。2014年に防衛医科大学校医学教育部看護学科精神看護学講座准教授を経て，2018年より現職。安酸史子氏の片腕として経験型実習教育の普及に力を注いできた。ルーブリック評価に関する研究，発達障害傾向のある看護学生に対する支援とその体制に関する研究をテーマとし，全国各地で研修講師，ファシリテーターとして活躍。主著は『看護を教える人のための経験型実習教育ワークブック（共著，医学書院）』。愛読書は『ライ麦畑でつかまえて』（ジェローム・デイヴィッド・サリンジャー）。

## 小室葉月

帝京平成大学ヒューマンケア学部看護学科　講師

東北大学大学院医学系研究科博士課程後期修了。宮城県職員（保健師）として保健所に勤務し，主に精神保健福祉対策，感染症・難病対策，東日本大震災後の災害復興業務等に従事。2016年，防衛医科大学校医学教育部看護学科助教，2019年より現職。発達障害特性のある学生支援に携わっている。ストレス関連疾患，ストレスマネジメント，依存症などを研究テーマとしている。一般社団法人日本アンガーマネジメント協会アンガーマネジメントファシリテーター™。愛読書は『モモ』（ミヒャエル・エンデ）。

## 岸本久美子

帝京平成大学ヒューマンケア学部看護学科　助教

東京医科歯科大学保健衛生学研究科精神看護学分野博士前期課程修了。10年の臨床を経て，6年の教員経験。看護師のメンタルヘルス対策への関心から10年前よりマインドフルネスや臨床瞑想法指導者研修を受講し，セルフケアとしてのマインドフルネス瞑想を実践。仏教瞑想における「慈悲」を活用した心理療法を学び，看護師向け支援プログラム開発に関する研究を行なっている。学部時代からの愛読書は『看護カウンセリング』（広瀬寛子著）。また，臨床瞑想法の師である大下大圓氏による著書『3つの習慣で私が変わる「慈悲喜捨」「健全思考」「レジリエンス」』を基に慈悲について研究し，「共感」との共通点や相違点などを考察中。

## 西村優紀美

富山大学保健管理センター　准教授

金沢大学大学院教育学研究科障害児教育専攻修了。金沢大学教育学部附属養護学校で，知的障害のある自閉スペクトラム症の教育に携わる。1995年，富山大学保健管理センター専任講師。2000年助教授，2005年准教授。2010年，学生支援センター・アクセシビリティ・コミュニケーション支援室長兼任。2015年，教育・学生支援機構学生支援センター副センター長を兼任。2007年度より大学における発達障害学生の支援に関する学内支援システムの構築に携わる。2016年度文部科学省「障害のある学生の修学支援に関する検討会」協力者。一般社団法人全国高等教育障害学生支援協議会理事。著書『よくわかる！大学における障害学生支援（共著，ジアース教育新社）』。

## 角田直枝

茨城県立中央病院・茨城県地域がんセンター　看護局長

1987年，筑波大学医療技術短期大学部看護学科を卒業。同年，筑波メディカルセンター病院に勤務し，1997年に東京医科歯科大学大学院博士前期課程修了。その後，筑波メディカルセンター訪問看護ふれあいに配属され，翌年にがん看護専門看護師となる。その後，筑波メディカルセンター訪問看護ステーションいしげ管理者，筑波メディカルセンター病院副看護部長を務め，このころより不思議な人の存在に関心をもち始めた。2005年から日本訪問看護振興財団にて訪問看護認定看護師の教育に携わるとともに，都内で発達障害の就労支援を学ぶ。2010年より現職。日々多様な個性と向き合いながら現在に至る。お気に入りは，スキー，ダイビング，アイスクリーム。

# 発達障害のある看護職・看護学生支援の基本と実践

2020年8月1日　第1版第1刷発行
2024年9月10日　　　　第5刷発行

■ 編　集　北川　明　　きたがわ　あきら

■ 発行者　吉田富生

■ 発行所　株式会社メジカルビュー社
〒162-0845 東京都新宿区市谷本村町2-30
電話 03(5228)2050(代表)
ホームページ https://www.medicalview.co.jp/
営業部　FAX 03(5228)2059
E-mail　eigyo@medicalview.co.jp
編集部　FAX 03(5228)2062
E-mail　ed@medicalview.co.jp

■ 印刷所　三美印刷株式会社

ISBN978-4-7583-1808-2 C3047